移动医疗环境下医患信任研究

邓朝华　著

国家自然科学基金（项目批准号：71971092，71671073）
教育部哲学社会科学研究后期资助项目（项目批准号：19JHQ094）资助

科学出版社

北　京

内 容 简 介

本书基于移动医疗产业的兴起、特征和现状，针对新型医患交互模式和新型医患关系，归纳移动医疗环境下医患信任的相关理论，并分别从患者信任的影响因素、在线健康社区中的线下医患互动与个人医患信任、在线心理健康社区患者信任构建、患者择医行为和爽约行为的影响因素，以及在线医疗团队服务需求的影响因素和行为特征等方面展开分析研究。

本书可供系统开发、运营管理、信息管理、医学信息学等领域的教学科研人员、管理人员和工程技术人员，以及管理科学、信息科学、健康信息管理等专业的研究生和高年级的本科生阅读参考。

图书在版编目（CIP）数据

移动医疗环境下医患信任研究 / 邓朝华著. —北京：科学出版社，2022.9
ISBN 978-7-03-071500-5

Ⅰ. ①移⋯ Ⅱ. ①邓⋯ Ⅲ. ①互联网络—应用—医疗卫生服务—研究 ②医药卫生人员—人际关系学—研究 Ⅳ. ①R197.1-39 ②R192-39

中国版本图书馆 CIP 数据核字（2022）第 026853 号

责任编辑：郝　悦 / 责任校对：贾娜娜
责任印制：张　伟 / 封面设计：有道设计

科 学 出 版 社 出版
北京东黄城根北街 16 号
邮政编码：100717
http://www.sciencep.com
北京虎彩文化传播有限公司 印刷
科学出版社发行　各地新华书店经销

＊

2022 年 9 月第 一 版　开本：720 × 1000　1/16
2022 年 9 月第一次印刷　印张：11 1/2
字数：212 000

定价：118.00 元

（如有印装质量问题，我社负责调换）

作 者 简 介

邓朝华，华中科技大学管理学院教授，博士生导师，爱思唯尔中国高被引学者，主要研究方向为IT（information technology，信息技术）驱动的健康服务模式创新、互联网医疗医患行为等。在《管理科学》、《管理世界》、*Information Systems Journal*、*Electronic Markets*、*International Journal of Information Management*、*Information & Management*、*International Journal of Medical Informatics*、*Information Technology & People*、*Journal of the American Medical Informatics Association* 等国内外期刊发表论文六十余篇。

前　言

党的十八大以来，以习近平同志为核心的党中央把人民生命健康作为全面建成小康社会的重要内涵，明确提出"实施健康中国战略"[①]。和谐的医患信任关系有助于和谐社会构建，也是提供优质医疗服务的重要途径。然而医患不信任事件时有发生，数据显示，我国有60%以上的医师曾亲身经历过医患冲突事件，30%以上的医生曾被患者暴力对待。在互联网和社交媒体高速发展的当下，医患冲突极易通过网络发酵继而引发社会舆论。

随着移动通信技术的快速发展和"互联网＋医疗"的不断推进，移动医疗发展迅猛。春雨医生、好大夫在线、平安好医生等移动App广泛应用，各医院开通的互联网医院应用也层出不穷。移动医疗在改善医患信任方面有以下优势。第一，医患之间的交互过程延伸到患者来院前及出院后，交互范围和交互时间得到有效扩展，改善了患者的体验，提高了医疗服务效率，且有助于医疗服务的连续性；第二，医生在面对面问诊之外的时间与患者交互，通过免费文本回复患者提问、单次付费回复患者视频或电话提问，以及定制私人医生服务等形式，有助于患者更好地了解自己的需求，获得高质高效的服务，从而建立长期医患信任关系；第三，移动医疗不仅提供医疗服务，还提供患者对医生的评价功能，通过点赞、感谢信、虚拟礼物等"阳光"方式，提高医生的收入和声誉，提升医疗服务的价值，有助于建立医患信任。此外，移动医疗能实现患者与医生的远程交互，患者体征和病理数据可实时传输至医生，医患之间的交互不受以药养医、送红包等负面现象的影响，缓解了医疗资源匮乏地区的人群看病难看病贵的难题，从而使医患信任成为可能。

本书的研究目的是探讨我国移动医疗环境下的新型医患关系，重点探索医患信任在医患关系建设中的作用机制，探究移动医疗服务中患者信任的影响因素，分析在线健康社区中的医患互动行为。此外，本书对于在线健康社区患者信任构建、患者择医行为或爽约行为的影响因素展开了实证研究。从服务需求、行为特征和团队解散等角度探索了在线医疗社区中医生团队的在线行为特点。

本书定位于全面而系统地阐述移动医疗环境中医患信任发展的相关理论和实证分析。全书突出研究方法的规范性，对移动医疗服务医患行为中涉及的理论基

[①]《习近平：决胜全面建成小康社会　夺取新时代中国特色社会主义伟大胜利——在中国共产党第十九次全国代表大会上的报告》，http://www.gov.cn/zhuanti/2017-10/27/content_5234876.htm[2022-04-07]。

础、模型构建、变量测度、数据分析及处理等各个环节进行系统地分析、归纳和总结。

　　本书的主要内容与总体框架由笔者确定，研究生薛佳欣、雷雪琴、樊国睿、邓子豪参与了资料整理与文字校对工作。在撰写本书的过程中，笔者参阅并引用了许多学者的研究文献，在此表示感谢。

　　由于理论水平和实践经验有限，书中难免有不足之处，望广大读者批评指正！

邓朝华

2021 年 9 月于喻园

目　　录

第一篇　绪　　论

第二篇　医患信任研究

第一篇　绪　论

第1章 导 言

1.1 移动医疗概述

随着信息技术和通信技术的快速发展，以电子医疗为代表的跨领域新兴服务逐渐兴起并广泛应用于医疗领域。其中，移动医疗服务是近年来发展势头高、发展前景好的一类代表性服务。这些新型医疗服务是信息通信技术与医疗服务相结合的产物，是时代发展的产物，在方便医务工作者的同时，也为大众提供了更具便捷性、多样性的医疗健康服务获取渠道。

根据医疗卫生信息与管理系统协会（Healthcare Information and Management Systems Society，HIMSS）的定义，移动医疗服务是指通过使用移动通信技术（如卫星通信、移动智能手机等）提供医疗服务和信息。美国食品药品监督管理局认为移动医疗服务是在移动平台上使用的软件程序或专用的 Web 软件。通俗地讲，移动医疗服务是指通过便携移动设备（如手机、平板电脑、无线植入式器械和检测器，以及可穿戴医疗设备等）为用户提供医疗服务或健康信息和服务。

移动医疗应用广泛。移动医疗服务平台利用信息技术，将包括患者、医生、医院及医药在内的医疗生态系统组建成闭环服务模式，为患者和医生提供以医疗信息为核心的交流互动平台，提供寻医、挂号、复诊、健康咨询、购药和健康管理等服务。对于医疗机构及医疗服务人员来说，利用移动医疗可以实现远程患者监测、远程会诊、个人医疗护理装置、无线访问电子病例和处方等。对于患者来说，可以通过移动医疗平台获得各种医疗服务和信息，如预约挂号、掌上资讯、掌上医生、在线咨询等。患者佩戴服务提供商提供的设备，接受医院的体征监控；医生通过移动医疗设备为患者诊治等。国外的 Epocrates、ZocDoc、Vocera、WellDoc 等移动医疗模式都得到了很好的应用。国内的春雨医生、慢友帮、好大夫在线等移动 App（application，应用程序）应用广泛。随着微信公众号的应用普及，由医院官方或第三方机构推出的移动医疗 App 和微信公众号数量迅速增加，针对不同的使用场景和使用对象设置了多种功能（表 1-1）。

表 1-1　中国移动健康服务类 App 及微信公众号分类

机构性质	机构名称	名称	功能分类
医院	中国医学科学院北京协和医院	北京协和医院（微信公众号）	协和资讯：协和新闻、通知公告、健康百科、科学新知、医学人文 预约就诊：预约挂号、科室介绍、专病专科、体检套餐、检验查询 患者服务：就诊指南、住院须知、医疗保险、医院导航、线上诊疗
		北京协和医院（App）	门诊服务、核酸检测预约、线上咨询、线上诊疗、住院服务、满意度调查
	四川大学华西医院	四川大学华西医院（微信公众号）	诊疗服务：门诊服务、住院服务、特色服务、慢病服务、抗冠专区
	中国人民解放军总医院	解放军总医院301医院（微信公众号）	就诊服务：预约挂号、在线咨询、检查检验、门诊缴费、院内导航 医院资讯：预约献血、特色特长、患者招募、更多资讯 个人中心：就诊筛查、我的账户、挂号记录、医生通道
	上海交通大学医学院附属瑞金医院	上海交通大学医学院附属瑞金医院（微信公众号）	移动助医：瑞金医课、互联网医院、网上挂号、门诊分布、瑞金医院报 瑞金科普：儿科、药学、呼吸、高血压、其他
	复旦大学附属中山医院	复旦大学附属中山医院（微信公众号）	就诊帮手：App 安卓下载、App 苹果下载、App 攻略 门诊预约：门诊预约全攻略、预约途径1、预约路径2 走进中山：中山官网、中山医院报、党建平台、器官捐献志愿登记
		上海中山医院（App）	快速预约各类门诊 在线约互联网诊疗 线上支付就诊费用 院内贴心就诊提示 帮助长辈预约
	中山大学附属第一医院	中山大学附属第一医院（微信公众号）	医院资讯：医院新闻、医保报销、器官捐献平台、满意度调查、App 下载 就医服务：预约挂号、出诊信息、院内导航、来院交通、互联网医院 健康科普：医万个为什么、70年70位名医、健康讲座、官方平台、杏林往事
	华中科技大学同济医学院附属同济医院	华中科技大学同济医院（微信公众号）	在线咨询：在线咨询 智慧医疗：门诊信息、住院信息、互联网、便民服务 便民服务：停车缴费、医院导航、院内导航、App 下载
	空军军医大学西京医院	西京医院（微信公众号）	就诊：公益咨询、智能导诊、预约挂号、我的挂号、就诊指引 病历：我的病历、检验检查、健康资讯、新冠核酸检测 个人信息：电子就诊卡、我的账单、门诊充值、就医反馈
	复旦大学附属华山医院	复旦大学附属华山医院（微信公众号）	门诊服务：门诊服务、住院病历复印、医院简介、我的挂号 个人中心：预约查询、在线咨询反馈、投诉建议
	华中科技大学同济医学院附属协和医院	武汉协和医院（微信公众号）	医院简介：医院介绍、特色科室、协和专家、医院动态、楼层分布、就诊流程、来院导航、健康管理中心 就医服务：门诊服务、住院服务、便民服务 个人中心：在线问诊、电子就诊卡、院内导航、个人中心、办公通道

续表

机构性质	机构名称	名称	功能分类
第三方机构	平安健康互联网股份有限公司	平安健康（有自己的医生团队）（App）	平安医家：私家医生、医生队伍、医生工作台 专业医疗服务：在线挂号、预约体检、口腔/眼科护理 一站式购药体验：在线购药、健康商城、闪电购药 随身健康锦囊：步步夺金、健康头条、健康直播、健康工具
	北京妙医佳健康科技集团有限公司	妙健康（有自己的医生团队）（App）	健康管理：健康任务、运动健身、健康饮食 健康数据：血压计、血糖仪、体温计 健康为妙：破除谣言 妙圈：养生资讯 健康一站式服务：在线医生、预约挂号、自测用药、健康评估、关爱家人 健康商城：妙商城、保险商城、妙药商城
	北京春雨天下软件有限公司	春雨医生（App）	快速提问 找医生 快速购药 特色科室 健康工具
		春雨诊所（App）	回复患者，获得合法收入 开设个人网络诊所，自主定价 帮助医生建立个人品牌 了解最新医学资讯 总结建议功能，改善医患关系
	杭州沧浪健康管理有限公司	丁香医生（有自己的医生团队）（App）	在线问诊 在线购药 儿科会员 疾病自查 医师讲堂 健康科普 医院查询 抗击疫情，你我同在
	互动峰科技（北京）有限公司	好大夫在线（App）	在线问诊 挂号 在线开药 私人医生 优选会员：医疗管家服务
		好大夫医生版（App）	专属工作站：属于个人的HIS（hospital information system，医院信息系统），开通服务多样化 处方单、检查单 手术单 诊后管理
	挂号网（杭州）科技有限公司	微医（App）	预约挂号 快速问诊 云药房 专家问诊 服务包：定制专属治疗方案和个人健康管理计划 健康号 一病多问：专业的问答社群 微医病友群

续表

机构性质	机构名称	名称	功能分类
第三方机构	挂号网（杭州）科技有限公司	微医生（App）	患者问诊：为患者提供在线图文、电话、视频问诊 医生协作 患者管理 微医头条：将前沿医疗资讯和信息推送给医生 医脉：实现院内同事、同行间交流 健康号：在医患圈子里，提供专业科普健康知识，提升个人品牌
	微脉技术有限公司	微脉（App）	在线挂号 报告单查询 医生咨询 医生服务预约 一问医答（专业健康问答社区） 手机缴费 家庭档案
		微脉医生（App）	开设医生的专属线上诊间 医患互动 医生品牌
	闻康集团股份有限公司	寻医问药（App）	快速问诊 预约挂号 电话医生 家庭医生 疾病自查 健康百科 健康头条 药品助手 药品商城
		医脉通（App）	在线回复患者，获取报酬 线上下患者一并管理 医生专业社交圈 阅读前沿医学资讯 文献检索 临床指南
	珠海健康云科技有限公司	快速问医生（App）	免费咨询 私人医生 专家视频 疾病自查 健康科普
		诊疗助手（App）	临床经验分享 病例讨论 医学应用 网络诊所 个人晋升
	北京京东健康有限公司	京东健康（有自己的医生团队）（App）	京东家医 健康测评 寻医问药：在线挂号、问诊、开方送药 健康工具：疾病百科、用药解读 健康服务：体检、医美、齿科、疫苗预约

注：表格形成于 2020 年 10 月 18 日

中国医院排行榜前十的三甲医院都开通了医院官方的移动医疗媒介，如医院官方的微信公众号和App，其主要功能有医院简介、预约就诊、患者服务（门诊服务、住院服务及便民服务等），有助于线上线下全渠道选择医院和医生，减少医方和患方之间的信息不对称，改善医患之间的沟通情况，有利于培养和谐医患关系。另外，第三方机构如好大夫在线、丁香医生等充分整合医疗资源或者建设自己的医疗团队，患者足不出户即可线上就诊、快速取药或者是制订个人专属的健康管理计划。患者通过第三方平台的线上就医体验，可以对线下医院进行初步画像，有利于其选择自己心仪的医院和医生，患者还可通过对纯在线提供医疗服务的第三方机构进行订阅等，充分利用线上线下资源。

移动医疗的突出优势是私人化、智能性、可连接性、随时性。因此，不论是在日常生活中还是在住院期间，移动医疗都能有效帮助患者进行疾病管理和健康自我管理。数据显示，移动医疗用户数量逐年增长，2015年突破1亿人，2020年上半年达5.9亿人。研究表明，使用移动医疗，可以减少35%～56%的死亡率、65%的住院率，节约40%～64%的医生时间，节省63%的交通费用。移动医疗可以提高诊断效率，改善患者治疗依从性，并且能高效管理患者信息，提高医疗服务管理效率。在戒烟、减肥、健身活动、糖尿病管理、慢性病预防和治疗、高血压等领域，移动医疗有非常重要的应用价值和效果。此外，移动医疗在提供癌症治疗支持服务和老年人医护服务等领域也有着较好的应用前景。《中美移动医疗健康研究报告》指出，移动医疗能提高医疗健康服务工作效率和增强信息交互能力。移动医疗因其方便、灵活性，极大改善了医疗服务的可及性，在医疗资源严重缺乏的发展中国家，能有效缓解诸多医疗健康相关的社会问题。在移动医疗的环境下，用户借助移动终端，可实现随时随地获取健康相关信息和医疗服务，并结合线上与线下服务，大大提高就诊效率，改善患者就医体验。

易与移动医疗服务混淆的一个概念是移动健康。虽然移动健康与移动医疗在服务范围上有交叉，但是二者服务的侧重点不同。移动健康是通过移动设备，以App为主要形式为用户提供健康管理类服务，更加倾向于为未患病的用户群体提供健康维护和管理方面的服务。移动健康服务类型主要包括孕婴类、养生保健、美容整形、运动健身、减肥瘦身、健康管理、生理健康、健康综合、心理健康、两性生活等，具体的App如美柚孕期、大姨妈、小米运动等。移动医疗服务主要侧重于医疗健康服务，既包括对患者群体提供的医疗服务，也包括对未患病的用户群体提供健康管理和疾病监测服务等，服务类型多样，可以通过App、可穿戴设备、医疗设备等方式向用户提供相关服务，如春雨医生、好大夫在线、糖护士手机血糖仪等。在移动医疗的环境下，用户借助移动终端，可随时随地获取健康相关信息和医疗服务。

1.2　新型医患交互模式

医患交互是指医生和患者沟通和交流的双向行为，旨在通过双方间友好的交流互动实现和谐医患关系。目前国内发展较好的医患交流平台有好大夫在线、春雨医生等，国外有 Patients Like Me 等。医患交互是一个互相影响的过程。随着对医患交互中医患地位平等的倡导，医患交互模式经历了"医生主动-患者被动"、"医生指导-患者合作"和"医患共同参与"这三个阶段的演变。三种医患交互模式如表 1-2 所示。

表 1-2　三种医患交互模式

模式	服务模式	模式特点	模式优点	模式不足	适用场景
医患交互传统模式	医生主动-患者被动	服务单向传递，医生单方面作用于患者，而非双向互动	充分调动医生积极性、主动性	完全排除患者的主动性	急诊抢救、患者意识丧失难以表达
现代医学实践中医患交互的基础模式	医生指导-患者合作	既保留医生主动权，也为患者提供了一定的主动性	能调动患者参与诊疗过程的主动性和积极性	未能完全改变患者的被动地位	患者头脑清醒，可以表达意愿，愿意与医生配合
现代医疗期待发展的医患交互新模式	医患共同参与	医患具有平等的权利和地位	赋予患者足够的主动权，促进双方充分沟通	医生积极性可能会降低	慢性病、常见病或者掌握一定医学知识的患者

"医生主动-患者被动"模式是医患交互的传统模式，其特点是服务的单向传递，即医生单方面作用于患者，而非双向互动。在医疗过程中，患者处于被动地位，决定权掌握在医生方，患者仅能被动地接受医生的治疗方案。该模式在当下的医疗环境中仍然普遍存在，其优点是能充分发挥医生的积极作用，给予其足够的施展空间，但完全排除了患者的主动性。"医生主动-患者被动"主要适用于急诊抢救的情况，如遇到患者重伤或意识丧失而无法或难以表达其主观意愿。

"医生指导-患者合作"模式是现代医学实践中医患交互的基础模式，其特点是既保留医生主动权，也为患者提供了一定的主动性。但医生的主动性仍然占据主导，患者的行为需以执行医生的意志为前提，对医生的方案进行配合。该模式下，医生虽然被归为医疗过程的指导者，然而，在实践中，医生的决策仍然是权威的。该模式的优点是能充分调动患者参与诊疗过程的主动性和积极性，促进医患交互，有利于融洽医患关系的建立，却未能完全改变患者的被动地位。"医生指导-患者合作"模式适用于头脑清醒、可以表达意愿，并愿意与医生合作的患者。

"医患共同参与"模式是现代医疗期待发展的医患交互新模式。该模式下，医患之间具有平等的权利和地位，在疾病的诊疗过程中相互配合、共同参与和决定诊疗方案。该模式的优点是赋予患者足够的主动权，有利于改善患者的就诊体验，促进双方的充分沟通，建立信任关系，有利于建立良好的医患关系。"医患共同参与"模式适用于患慢性病、常见病或者掌握一定医学知识的患者。

随着移动医疗的发展，医患交互已开始逐渐从传统的线下交互向线上拓展，医患交互逐渐向"医患共同参与"的新型模式转变。在线医患交互是指医生和患者通过在线医疗平台进行交流和互动。远程医疗等技术干预手段可以极大地改变医患交互和医患关系的发展。互联网平台帮助患者判断疾病，匹配合适的医生，让医患信息的传递更加便利，医患交互更加高效，这正改变着人们的健康观念和医患交互方式。医患交互过程如图 1-1 所示。

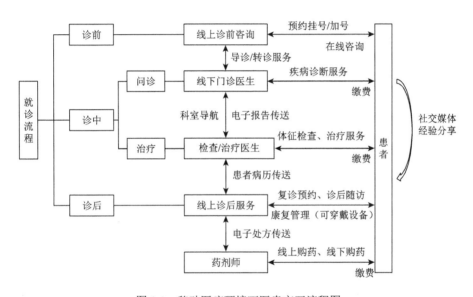

图 1-1　移动医疗环境下医患交互流程图

在移动医疗环境下，医患之间的交互行为有了较大变化。在诊前，患者可以对医生的信息进行搜索，并选择医生进行在线咨询或者预约挂号。诊中，患者可进行正常的诊疗活动，医生借助于移动医疗平台形成并传输电子病历和电子处方等在线报告，使患者能够接受检查、治疗、开药等医疗服务。诊后，患者可通过可穿戴设备、医院或第三方机构开发的移动 App 或微信公众号进行体征数据的实时监测和报告，实现院外的自我健康管理。同时，患者可通过在线医疗互动社区与其他患者或者相关专业人员进行经验交流和知识分享等活动，这有利于提高自身医疗知识水平，推动社会整体健康知识的科学发展。

目前国内外学者对在线医患交互开展了大量的研究，可以根据医患交互过程归纳为三个阶段。首先，患者对医生的信息进行搜索，并选择医生。医生在平台上提供了各类信息，包括个人信息、患者评价信息，这些信息影响患者对其能力和态度的判断，并影响患者的决策。此外，对互联网平台的信任也会影响患者的信息搜索行为。其次，医生向患者输出医学知识，提供服务。医生的医学知识共享是医患交互的核心，其知识分享行为受到内部因素和外部因素共同影响。内部因素是自主志愿式的知识共享，受到社会和心理因素的驱使，而外部因素指经济驱使。内部因素与外部因素均存在于在线医疗社区中。最后，患者接受服务后，对医疗服务质量进行反馈。在线反馈机制有助于医患双方进行双向的交流，提升双方信任和合作，并且帮助医生建立良好的信誉，获得经济回报。影响患者进行反馈的因素包括医生的服务质量，以及同行的服务质量。

1.3　新型医患关系

随着新型医患交互模式的形成，医患关系也随之进一步发展。在传统医患交互模式下，医患关系受到许多因素的影响：第一，我国医疗资源匮乏，医疗资源分布配置不均，数据显示，全国80%的医疗资源集中在大城市，其中30%又集中在大医院，大医院繁重的诊疗任务影响患者就诊体验和医疗服务质量，引起患者不满，如患者在传统就医模式下，需要花费大量的时间排队挂号、就诊及取药；第二，医患之间缺乏有效沟通，分析显示，70%以上的医疗纠纷与医患沟通不到位有关，医生很难有时间解答患者各种疑虑，患者跟医生之间交流的时间少、完整性低，难以形成有效沟通；第三，医学知识的高壁垒性引起的信息不对称性，使得患者处于医疗消费的被动地位，而有效沟通的缺乏，使得医患之间难以形成友好积极的交互关系。近年来，我国医患关系紧张的问题通过互联网引发社会广泛关注。

互联网技术的兴起与普及对医疗行业的各个方面，尤其是对服务能力产生了巨大的影响，在形成新型医患交互模式的同时，会构建出一种新型的医患关系。

首先，借助于互联网媒体，患者地位会得到一定提升。在传统的医学模式下，在医患关系中由于信息不对称，掌握更多知识的医生一直处于主导地位，而患者往往处于被动。但伴随着互联网媒体的发展，传统医患权利格局将会发生转变。2015年的一份调查问卷显示，76%的中国患者都可以通过网络查询健康信息。通过使用互联网技术和社交平台，患者可以掌握更多的医学知识，有效改变医患双方的信息不对称局面。同时，患者还可以查询到医疗机构甚至医生个人的详细信息，在就诊时有更多的选择。移动医疗不仅提供自我诊断、疾病基本信息等功能，还提供对医生的评价功能，从而使患者获得更多的医学知识和医疗决策主动权。

其次，医患之间的沟通渠道更多。医院利用多样化的网络平台建立医患交流平台，一方面能够进行医学知识普及，提升患者的基础医学知识水平，同时知识共享也能提高患者对医院的认同感；另一方面也能够在网络平台上提供预约门诊、网上挂号、缴费等线上诊疗服务，有的医院还能够提供在线诊断服务。医生利用工作之外的时间与患者交互，增加了沟通时间，有助于患者更好地了解自己的需求和获得医生的情感支持。这些移动诊疗服务能够使医患沟通更加密切，使医患交流问题的出现概率降低，进而改善医患关系。

最后，医患之间的沟通环节更多。医患之间的交互过程可以延伸到患者就医前及出院后，交互范围和交互时间都得到有效扩展，改善患者体验的同时，提高了医疗服务效率，有助于医疗服务的连续性。移动医疗能实现患者与医生的远程交互，患者体征和病理数据可实时传输至医生，医患之间的在线交互模式极大减小了医疗体制中以药养医、送红包等负面影响，因此在很大程度上缓解了医疗资源匮乏地区人群看病难看病贵的难题。

然而，新型医患关系的构建也存在一定风险。比如，相比传统医疗模式，移动医疗医患交互的时间和空间都有了扩展，医患之间的沟通形式和支付方式都发生了重要的变化。移动医疗与用户的身体健康息息相关，健康类信息属于私密性敏感性话题，会引起用户对个人隐私的忧虑；移动医疗医患交互信息主要通过文字、图片、视频和语音等进行，医生进行望闻问切的诊疗方式发生了重大变化；利用移动医疗平台就诊，患者的医疗服务费用通过移动支付的方式支付；移动医疗主要建立在无线通信网络上，而无线网络相对于有线网络来说更容易受到攻击、信息更容易被截获与破坏，存在一定安全隐患。

1.4　移动医疗环境下医患信任研究

医患关系质量对于诊疗效果和全民健康具有重大意义，影响医患关系的核心问题是医患信任。调查表明，超过 50% 的患者不信任医生，仅有 26% 的医生认为患者信任自己。信任是各种人际关系的基础，在任何社会关系中都非常重要，同时医患之间天然存在的不对等使得信任在医患关系之中尤为重要。

医患信任的影响因素通常分为三类：患方因素、医疗服务提供方因素和环境因素。患方因素一般涉及患者的个人特征，Boulware 等（2003）的研究表明信任模式会因种族的不同而产生差异，Simonds 等（2014）的研究发现文化认同会影响患者对医生的信任。李德玲和卢景国（2011）分析了患者首次就医前预设性信任问题，认为患者的预设性信任可以被理解为一种患者的信任倾向，这种信任是构建医患信任的重要前因。李一帆等（2015）从患方视角出发的研究表明医院的规章制度、医生的医疗技术和态度等均会对医患信任产生影响。医疗服务提供方的因素主要涉及医生方面，Hamelin 等（2012）的研究表明，医生的医疗水平、口头沟通技能和遵照患者自主权都对医患信任的影响作用显著。Omme 等（2011）对患者调研的结果表明，信息支持、情感支持、共同决策等因素均会影响患者对医生的信任水平。环境因素主要涉及制度和医患间的交互环境，Faja 和 Likcani（2006）的研究证实第三方信任机制和多种沟通渠道会对医疗健康网站中的患者信任有显著的影响。同时医患交互过程中的保密性、信息提供和沟通同样会影响患者对医生的信任。

　　患者对医生的信任能够影响患者对医疗服务的感知，降低患者治疗过程中感受到的焦虑，有助于减少医患冲突，提高患者的满意度。同时也会影响患者的行为，患者信任水平对医患间关系的持续时间、患者将个人医生推荐给他人的意愿及更换个人医生的行为均有正向影响。医患信任同样会对患者的健康结果产生影响，患者的健康结果可以分为生活质量和临床治疗效果。Lee 和 Lin（2009）的研究结果表明，患者信任可以通过自我期望效能及对结果的期望来影响患者对医嘱的依从性，有利于患者的个人健康管理。同时也有研究指出，鼓励患者积极参与治疗、与医生沟通、信任医生等改善医患关系的措施可以提高患者的生活质量。Birkhäuer 等（2017）的 Meta 分析结果表明患者对其医护人员信任度更高时，更可能产生较多的健康行为，临床症状表现更少，生活质量更高，对治疗效果也更满意。治疗效果具体指患者就诊后表现在临床上的一种客观结果，如治疗方案的有效性、病痛的减缓和健康状态康复等内容。Stewart（1995）的相关研究表明良好的医患关系能提高临床疗效成果。较低的医患信任可能给患者带来一些不良后果，Gupta 等（2014）的研究发现，对特定患者（低收入人群）而言，对医生信任度较低的患者相对而言更不愿意采纳医生提出的进行直肠癌筛查检测的建议。Thom 等（2002）的研究发现在患者信任水平较低的情况下，患者更有可能举报医生对一些应有服务的缺漏，这些患者同样更容易表达对护理人员的不满，对医生建议的依从率也相对较低，而其两周后提交的报告结果显示其症状的改善情况也不够好。Armstrong 等（2006）的研究也发现了患者对医生及医疗机构的信任可以通过影响患者健康行为和依从性等对患者的健康水平产生影响。

　　随着交互的加深及患者所掌握健康信息的累积，医患信任会展现出动态演化的特点。相关研究表明信任不单是一种现象或者主观感受，其从整体上可看作一个动态演化过程。互联网环境下的用户信任同样是一个费时的动态过程，涉及初始信任的形成和反复的交互，直到建立具有一定用户忠诚度的稳定信任，因此需要特别关注信任的演化过程。Zahedi 和 Song（2008）研究发现，随着用户实际使用经历的积累，前一阶段的信任将影响后一阶段信任的各维度。Johns（1996）建立了过程-结果信任模型，认为施信方从受信方和情境两方面获得有关受信方可信程度的信息。研究者将信任演化过程分为获得可信信息、进行决策、信任的确立及信任结果四个阶段。互联网环境下信任的演化与传统线下信任的演化不同，Tang 等（2015）的研究表明网上用户由于其偏好的变化，其信任的模式也会随之发生演化，并提出了线上信任演化模型。Sillence 等（2006）提出了网上健康咨询的信任框架，从网站设计和内容两个方面分别分析了信任和不信任的主要影响因素，他们用纵向研究方法分析妇女对网上健康信息及咨询方案的感知，实证研究了信任的三阶段模型。

对医患信任的界定需要分析这种信任关系的主体，关系的存在一般涉及两个及多个主体的交互，医患信任的主体重点包括患者和医疗服务提供方两个方面。信任关系中必然存在相对弱势的一方，多数对医患信任的探究都将视角放在相对弱势的患方，分析患者对医生、医疗机构等服务提供方的信任，这些研究都从患者视角给出了医患信任的定义。Pearson 和 Raeke（2000）认为医患信任是一种患者对医生医疗能力和水平的信心，同时相信医生会站在患者角度将患者利益放在重要地位。Mechanic 和 Schlesinger（1996）认为医患信任指公众对医疗服务人员的期待，公众相信医疗人员的技术水平，认为他们会承担责任，不会听从他人不恰当的指挥，并且相信他们会以患者的利益为先。也有学者认为医患信任是单向的，主要是患方对医方的信任，从医方的视角来看信任关系应该受到双方的影响，我们既需要值得信任的医生，同样也要了解到医患关系中的患者也应该被给予同样的信任。

相对于患者对医疗服务提供方的信任研究，从医生视角进行的研究相对较少。然而医生信任和患者信任是紧密联系在一起的，会对各自的预期行为产生影响，医生需要信任患者所提供的信息并且相信他接受治疗的承诺。从信任关系中双方的视角而言，医患信任指在医疗交互过程中，医生和患者双方对另一方的信心，相信对方会充分考虑到自己利益的一种期待。虽然在医患关系中患者处于相对弱势的地位，但医生对患者的信任会受到患者信任的显著影响，在医患信任关系中医方处于相对被动的地位。本书中对医患信任的探究仍然参照多数研究的视角，主要从患者视角进行分析，本书中的医患信任即指患方对医疗服务提供方的信任，具体指医疗过程中，患者在缺乏对医生的监督和控制能力的条件下，接受自己处于相对弱势地位的事实，并且期待医疗服务提供方会采取对自己有利的行为。

信任在医疗卫生系统中有重要作用，医生提供的医疗服务可以被归为一种特殊的信任商品。移动医疗服务的发展促进了国内外对这一情境下信任的研究，目前这类健康情境中对信任的研究可以分为在线医疗健康信息、在线医疗健康网站和移动医疗三大类别，研究重点主要是分析信任的影响因素和结果。

网络已经成为人们健康信息的重要来源，而当前互联网上的医疗健康信息数量大而且良莠不齐，缺少医学知识的用户很容易受到一些错误信息的侵袭。构建医患间的信任关系有助于用户识别信息，并进一步完善医患关系。Harris 等（2011）实证分析了线上信任的影响因素，结果表明线上健康信息的质量和中立性、用户感知的威胁和确认性均对用户线上信任有显著正向作用，同时这些因素会通过信任进而对用户的听从建议的意图产生作用。Corritore 等（2012）对患者对健康网站的初始信任进行了研究，结果表明用户的网站信任可以用用户所理解的网站可信度、网站易用性和风险来解释。Yi 等（2013）对患者网络健康信息初始信任的前因进行了实证分析，研究结果表明用户对网络健康信息的初始信任受到其感知信息质量的显著正向影响。Sillence 等（2006）从网站出发，分析了用户对在线健康咨询信任的关键影响因素，其研究结果表明网站的设计和内容都是重要前因。同样由于互联网医疗存在的高风险性，用户在互联网上提供个人的健康信息也会更谨慎，这种风险较高的环境会影响患者的信任构建和个人信息提供意向。

在线医疗健康网站给用户提供多类型的医疗健康服务，相关学者结合此背景对信任问题进行了研究。Fan 等（2014）将信任分为认知信任和情感信任，构建了信任模型，分析了在线医疗社区中如何建立用户信任的问题。Gummerus 等（2004）的研究发现用户界面、需求满足、响应性和安全性对信任影响显著，同时信任会影响满意度进而对用户的忠诚度产生作用。Zhao 等（2013）也将信任分为情感信任和认知信任，构建信任模型分析了信任的影响因素和结果。Mou 和 Cohen（2014，2017）针对在线医疗服务的背景，构建了两个不同的信任模型，探究了不同阶段信任的动态变化及信任对用户行为的影响。Mpinganjira（2018）对在线医疗社区中的信任前因进行了探究，结果表明，信息有用性、社区响应能力和共同愿景对消费者的整体信任起促进作用。Lyles 等（2013）对糖尿病患者的研究证实了医患间的沟通和信任会对患者使用在线门户网站产生影响。Audrain-Pontevia 和 Menvielle（2018）研究发现利用在线医疗平台进行医疗决策有助于提高患者对医生的信任度，可以让双方更好地进行交流和沟通。

在移动医疗领域也有一些学者对信任问题进行了探究。Guo 等（2016）从隐私和个性化的角度，分析了不同的年龄阶段对移动医疗服务的信任和采纳的影响。Schnall 等（2015）结合技术接受模型对移动医疗技术的采纳进行探究，结果表明信任、风险、易用性和有用性会促进艾滋病患者使用移动健康应用。Akter 等（2013）以低收入人群为研究对象，构建了移动医疗持续使用模型，研究结果表明用户信任对其持续使用意愿影响显著。Zhao 等（2018）对移动医疗服务采纳的影响因素进行了分析，研究结果表明信任可以有效预测用户对移动医疗服务的采纳。在移动医疗新环境下，医生针对患者的信任构建过程，积极对医患关系进行治理，提出信任的改进策略，则能更有效巩固医患信任。研究移动医疗环境下医患信任构建模型与关系治理非常有必要。

医疗卫生领域的信息技术（information technology，IT）应用较多，相关研究却比较落后。第一，在移动医疗环境下构建医患信任具有优势，但创新的医疗服务模式也将带来医患信任构建的新问题。国内现有移动医疗的研究大多是定性分析其应用现状和前景，较少对移动医疗环境下医患信任问题进行系统分析。医患交互是移动医疗的核心，如何使医患在交互中建立长期有效的信任机制，如何使线上信任演化成线下信任，从而构建和谐的医患关系尚待探讨。第二，医患信任需要医生与患者共同努力，患者信任医生，医生积极响应患者的诉求，对医患关系进行治理。当前对医患信任的研究侧重于患者对医生信任的影响因素分析和信任指标测评，很少从医生视角分析信任关系的优化策略。而医患关系不仅需要提高患者对医生的信任度，也需要医生积极应对，从而推进医患信任关系的良性发展。第三，信息系统领域近年来的国际会议主题发言和论文中，有大量和医疗信息化、移动医疗等研究出现，主流的国际信息系统会议每年都有和 Health（健康）相关的分组。这表明，移动医疗环境下的医患信任构建和关系治理研究不仅具备了研究条件，而且即将成为国际信息系统领域的研究前沿。因此，针对移动医疗环境下医患信任开展研究属于领域发展的必然趋势。

因此，本书以下章节主要从以下几个主题展开研究，包括患者信任的影响因素、在线健康社区中的线下医患互动与个人医患信任、在线心理健康社区患者信任构建、患者择医行为和爽约行为的影响因素，以及在线医疗团队服务需求的影响因素和行为特征等。由于在线医疗、在线健康等说法均可表示患者通过移动端来进行健康行为，因此在无特殊说明的情况下，该类表述均指在移动医疗情境下的研究。

本章参考文献

李德玲，卢景国. 2011. 从患者视角看预设性信任/不信任及其根源[J]. 中国医学伦理学，24（2）：201-203.

李一帆，王晓燕，郭蕊，等. 2015. 基于患方视角的医患信任现状及影响因素分析[J]. 中国医院管理，35（11）：56-58.

Akter S，Ray P，D'Ambra J. 2013. Continuance of mHealth services at the bottom of the pyramid：the roles of service quality and trust[J]. Electronic Markets，23（1）：29-47.

Armstrong K，Rose A，Peters N，et al. 2006. Distrust of the health care system and self-reported health in the United States[J]. Journal of General Internal Medicine，21（4）：292-297.

Audrain-Pontevia A F，Menvielle L. 2018. Effects of interpersonal trust among users of online health communities on patient trust in and satisfaction with their physician[J]. International Journal of Technology Assessment in Health Care，34（1）：56-62.

Birkhäuer J，Gaab J，Kossowsky J，et al. 2017. Trust in the health care professional and health outcome：a meta-analysis[J]. PLoS One，12（2）：1-13.

Boulware L E，Cooper L A，Ratner L E，et al. 2003. Race and trust in the health care system[J]. Public Health Reports，118（4）：358-365.

Corritore C L，Wiedenbeck S，Kracher B，et al. 2012. Online trust and health information websites[J]. International Journal of Technology and Human Interaction, 8 (4): 92-115.

Faja S, Likcani A. 2006. E-Health: an exploratory study of trust building elements in behavioral health websites[J]. Journal of Information Science & Technology, 3 (1): 9-21.

Fan H M, Lederman R, Smith S P, et al. 2014. How trust is formed in online health communities: a process perspective[J]. Communications of the Association for Information Systems, 34: 531-560.

Gummerus J, Liljander V, Pura M, et al. 2004. Customer loyalty to content-based Web sites: the case of an online health-care service[J]. Journal of Services Marketing, 18 (3): 175-186.

Guo X T, Zhang X F, Sun Y Q. 2016. The privacy-personalization paradox in mHealth services acceptance of different age groups[J]. Electronic Commerce Research and Applications, 16: 55-65.

Gupta S, Brenner A T, Ratanawongsa N, et al. 2014. Patient trust in physician influences colorectal cancer screening in low-income patients[J]. American Journal of Preventive Medicine, 47 (4): 417-423.

Hamelin N D, Nikolis A, Armano J, et al. 2012. Evaluation of factors influencing confidence and trust in the patient-physician relationship: a survey of patient in a hand clinic[J]. Chirurgie de la Main, 31 (2): 83-90.

Harris P R, Sillence E, Briggs P. 2011. Perceived threat and corroboration: key factors that improve a predictive model of trust in internet-based health information and advice[J]. Journal of Medical Internet Research, 13 (3): e51.

Johns J L. 1996. A concept analysis of trust[J]. Journal of Advanced Nursing, 24 (1): 76-83.

Lee Y-Y, Lin J L. 2009. The effects of trust in physician on self-efficacy, adherence and diabetes outcomes[J]. Social Science & Medicine, 68 (6): 1060-1068.

Lyles C R, Sarkar U, Ralston J D, et al. 2013. Patient-provider communication and trust in relation to use of an online patient portal among diabetes patients: the diabetes and aging study[J]. Journal of the American Medical Informatics Association, 20 (6): 1128-1131.

Mechanic D, Schlesinger M. 1996. The impact of managed care on patients' trust in medical care and their physicians[J]. Journal of the American Medical Association, 275 (21): 1693-1697.

Mou J, Cohen J F. 2014. A longitudinal study of trust and perceived usefulness in consumer acceptance of an e-service: the case of online health services[C]. Chengdu: Proceedings-Pacific Asia Conference on Information Systems (PACIS) 2014 Proceedings.

Mou J, Cohen J F. 2017. Trust and online consumer health service success: a longitudinal study[J]. Information Development, 33 (2): 169-189.

Mpinganjira M. 2018. Precursors of trust in virtual health communities: a hierarchical investigation[J]. Information & Management, 55 (6): 686-694.

Ommen O, Thuem S, Pfaff H, et al. 2011. The relationship between social support, shared decision-making and patient's trust in doctors: a cross-sectional survey of 2,197 inpatients using the Cologne Patient Questionnaire[J]. International Journal of Public Health, 56 (3): 319-327.

Pearson S D, Raeke L H. 2000. Patients' trust in physicians: many theories, few measures, and little data[J]. Journal of General Internal Medicine, 15 (7): 509-513.

Schnall R, Higgins T, Brown W, et al. 2015. Trust, perceived risk, perceived ease of use and perceived usefulness as factors related to mHealth technology use[J]. Studies in Health Technology and Informatics, 216: 467-471.

Sillence E, Briggs P, Harris P, et al. 2006. A framework for understanding trust factors in web-based health advice[J]. International Journal of Human-Computer Studies, 64 (8): 697-713.

Simonds V W, Goins R T, Krantz E M, et al. 2014. Cultural identity and patient trust among older American Indians[J]. Journal of General Internal Medicine, 29 (3): 500-506.

Stewart M A. 1995. Effective physician-patient communication and health outcomes: a review[J]. Canadian Medical Association Journal, 152 (9): 1423-1433.

Tang J L, Gao H J, Sarma A D, et al. 2015. Trust evolution: modeling and its applications[J]. IEEE Transactions on Knowledge and Data Engineering, 27 (6): 1724-1738.

Thom D H, Kravitz R L, Bell R A, et al. 2002. Patient trust in the physician: relationship to patient requests[J]. Family Practice, 19 (5): 476-483.

Yi M Y, Yoon J J, Davis J M, et al. 2013. Untangling the antecedents of initial trust in web-based health information: the roles of argument quality, source expertise, and user perceptions of information quality and risk[J]. Decision Support Systems, 55 (1): 284-295.

Zahedi F M, Song J. 2008. Dynamics of trust revision: using health infomediaries[J]. Journal of Management Information Systems, 24 (4): 225-248.

Zhao J, Ha S J, Widdows R. 2013. Building trusting relationships in online health communities[J]. Cyberpsychology, Behavior and Social Networking, 16 (9): 650-657.

Zhao Y, Ni Q, Zhou R X. 2018. What factors influence the mobile health service adoption? A meta-analysis and the moderating role of age[J]. International Journal of Information Management, 43: 342-350.

第二篇　医患信任研究

第 2 章　移动医疗服务患者信任的影响因素研究

随着信息技术的普及，使用线上平台获取健康信息或进行咨询的人数不断激增。在中国市场，线上医疗能帮助人们更便捷地获取健康信息与医疗服务，前景广阔。作为世界上人口最多的国家，老龄化及其日益增加的护理成本给中国带来了巨大的挑战。截至 2021 年，中国老年人口达到 2.64 亿，占总人口的 18.7%。此外，慢性病患者数量增多，导致医疗费用急剧增加，传统医疗服务负担过重，而在线医疗服务的发展为满足公民日益增强的健康需求提供可能。

移动医疗可以为患者提供成本更低、效率更高的跨时间、空间医疗服务。为最大程度发挥移动医疗的优越性，改善患者信任是重要措施之一。在健康信息领域，先前的研究集中在健康网站的信任度和质量上。信任在用户决定是否使用在线健康网站时具有重要作用。与健康消费者建立信任关系对在线医疗保健提供者来说是至关重要的（Sillence et al., 2004）。尽管研究人员已经对在线信任做了相当广泛的调查，但很少关注用户为什么信任在线医疗服务及用户的持续使用，这表明需要进一步探索在这些背景下信任的决定因素。由于医疗保健网站提供各种类型的服务，如健康信息、咨询和预约，信任可能会因用户使用它们的方式而有所不同。因此，本章提出一个基于感知收益和感知风险理论的整合模型，以了解对在线医疗保健服务的信任和持续使用意愿。

2.1　在线医疗服务

随着公众健康素养的提高，人们开始利用互联网来搜索健康信息，如预约挂号、在线问诊等。另外，还能从在线健康社区中相似疾病经历的患者身上获取信息与情感支持。

中国目前有三种类型的在线医疗服务。第一类是信息服务，其是所有在线健康平台的基本功能，向用户提供各类信息。它可以为医学专业人员和学者提供医学知识，包括学术趋势和文献，同时也提供一般信息，如关于医院和医生、疾病、治疗选择和药物的信息。从普通用户（患者或潜在患者）的角度来看，这些在线信息服务已成为获取常见疾病预防和治疗知识的有效途径。第二类是在线咨询。它便于与医生进行简单的互动，而无须预约或去诊所就诊。患者和用户可以通过网站或应用程序向医生提问或留言，医生可以在业余时间回复。第三类是在线预约。在我国，患者去医院看病之前，都会先和医生预约，并提前从医院挂号。然而，医院的号源数量有限，尤其是著名的中医号，往往不能满足需求。当患者已经有选定的医生时，他们可以使用该服务预约、复诊或在线咨询。

信任是一个宽泛的概念，在心理学、经济学和哲学等不同学科中定义有所差异。目前最为经典的学派认为信任是基于对他人意图或行为的积极预期而构成的接受脆弱性的心理状态（Rousseau et al.，1998）。在网络环境中，一种新的信任概念出现了：在线信任。在这种情况下，人们很难知道自己信任谁，所以要对在线信任下一个精确的定义也不容易。Corritore 等（2003）将在线信任视为一种期望形式，个体假设其弱点不会在网络环境中受到攻击。虽然对在线信任的研究普遍较多，但对电子健康领域的在线信任研究较少。本章旨在填补这些空白。作为一种相对较新的商业活动形式，在线医疗保健服务比传统医疗保健服务涉及更多的不确定性和风险。

2.2　理论背景与假设

2.2.1　对行为意向的信任

行为意向的概念产生于理性行为理论和计划行为理论，它是对一个人从事特定行为意愿强度的度量（Fishbein and Ajzen，1975）。行为意向通常用于描述系统或服务的接受和持续使用。在本章中，行为意向是指用户持续使用在线医疗保健服务的可能性。

信任是影响行为意向的关键因素（Hoffmann et al.，2014）。而在对电子商务的研究中，在线信任可以减少系统及其流程的不确定性，有助于维护用户和服务提供者的稳定状态，所以在线信任也会影响行为意向（Naoui and Zaiem，2014）。McKnight 等（2002）指出，当一个网站建立起信任时，用户倾向于继续参与并与其提供商进行交易。信任可以被视为一种前因，它可以对行为意向产生积极的影响（Jarvenpaa et al.，1999）。因此，本章提出以下假设。

H2-1：患者在线信任与他们继续使用在线医疗服务呈正相关。

2.2.2　感知风险

感知风险是心理学领域首先提出的一个概念。Bauer（1960）引入了这一概念来探究消费者的行为，认为消费者不能保证结果总是好的，感知风险是不确定性和严重后果的组合。

感知风险与消费者的感受密切相关，与真实风险有所区别。一旦消费者察觉到风险，他们就会采取适当的行动来减少风险。在市场研究中，人们已经识别出了各种类型的风险。Jacoby 和 Kaplan（1972）将感知风险分为五种类型：财务风险、性能风险、生理风险、心理风险和社会风险；Peter 和 Tarpey（1975）提出了一个额外的因素，他们称之为时间风险。从那时起，这六种风险被研究人员广泛接受。在在线服务领域，感知风险的概念已经演变为在使用电子服务时为了追求期望的结果而可能发生的损失（Featherman and Pavlou，2003）。本章将感知风险定义为用户从在线医疗服务的使用中感知到的可能的不确定性或负面后果。

此外，感知风险与信任之间的关系也受到了相当多的关注。Bansal 等（2010）研究了三个健康网站，发现风险会负向影响消费者对该网站的信任，表明风险可以被视为对健康信息网站的在线信任的一个前因。如果消费者认为使用在线服务或产品的风险较低，他们的信任感就会增加。因此，本章提出以下假设。

H2-2：感知风险与患者对在线医疗服务的信任度呈负相关。

尽管上述研究表明，信任是感知风险和使用意愿之间的中介，但其他研究人员则认为这些构念之间存在直接联系。在电子商务领域，感知风险会影响消费者网上购买的态度，从而最终影响消费者的购买意愿。因此，本章提出以下假设。

H2-3：感知风险与继续使用在线医疗服务呈负相关。

2.2.3　感知收益

感知风险和感知收益是负相关的。感知收益是指获得奖励或回报的主观感受。Wilkie 和 Pessemier（1973）认为，感知收益是消费的一个敏感因素。与感知风险为信任提供潜在障碍相比，感知收益为用户提供信任诱因。本章将感知收益定义为用户相信他们的健康状况将通过使用在线医疗服务得到改善。如果患者认为在线医疗服务是有益的，他们更有可能发展出高水平的信任。因此，本章提出以下假设。

H2-4：感知收益与患者在线信任呈正相关。

先前的研究已经发现感知收益和行为意向之间存在显著的关联。例如，感知收益是电子支付系统继续使用意愿的一个显著影响因素。对于网上购物者来说，感知收益是一种购买动机。Sirdeshmukh 等（2002）表明消费者感知收益有助于调节其继续使用意愿，Lee（2009）证实感知收益对继续使用意愿有显著影响。Mou 等（2017）也认为所获收益与行为意向之间存在正相关关系。在在线医疗的背景下，本章假设，如果消费者认为这些服务与其他形式的服务相比有更多的好处，他们会选择继续使用这些服务。如果患者认为可以从在线医疗服务中获益，他们将更有可能继续使用这些服务。因此，本章提出以下假设。

H2-5：感知收益与患者继续使用在线医疗服务呈正相关。

2.2.4　调节效应

在线服务背景下，用户特征，如性别、年龄或体验，均与其对满意度、忠诚度的感知有关（Deng et al.，2010）。由于不同用户特征与某些特定在线信任有关，许多学者开始关注这些特征的调节作用。对于在线医疗服务而言，目的的不同造成的影响也不尽相同，如寻求健康信息、预约医生或咨询等。本章假设不同目的的变化与习惯和偏好有关，这将导致不同程度的感知信任。例如，与预约和咨询相比，在网上寻找健康信息的风险更小，因为不需要个人健康信息，用户可以免费查看网站上的所有健康信息，而不会受到直接伤害。就预约和咨询而言，其需要更高水平的在线信任，因为涉及更多关于个人健康的互动，而在线预约服务相对成熟，已经享有较高的意识和接受度。如果患者对网站提供的信息有信心，认为其能够解决他们的问题，那么他们就没有必要利用其他服务。当患者信任网络专家，想要知道自己疾病的严重程度时，使用咨询服务将是一个更好的选择。当患者决定去看特定的医生后，网上预约系统是很方便的。不同的使用目的可能表明不同的个人情况和对在线医疗保健服务的信任。因此，本章提出以下假设。

H2-6a：在线医疗服务的使用目的对感知风险与患者在线信任之间的关系有调节作用。

H2-6b：在线医疗服务的使用目的对感知收益与患者在线信任之间的关系有调节作用。

基于理论背景和假设，本章构建了如图 2-1 所示的研究模型。

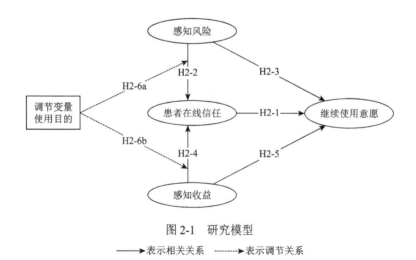

图 2-1　研究模型

——→表示相关关系　　--------→表示调节关系

2.3 方 法

2.3.1 测量与问卷设计

本章以问卷调查的方式收集数据。问卷分为两部分。一部分收集了部分关于受访者特征的数据，包括性别、年龄、受教育程度和健康状况（即是否患有慢性病）。本章询问了受访者使用在线健康服务的主要目的：是否获取健康相关信息、是否咨询医生或其他专家、是否预约。根据问卷的回答将受访者分为三个用户组：①信息组；②咨询组；③预约组。另一部分包括对信任、感知风险、感知收益和使用在线医疗服务意愿的测量。大多数项目都是从之前经过了测试和验证的研究中改编而来的，为使问卷更贴切在线医疗服务的背景，本章修改了某些条目的措辞。其中，感知风险从六个维度进行测量，预实验后删除了两个条目（时间和功能）。本章使用来自 Kim 等（2008）的四项量表来衡量感知收益。用于测量患者在线信任的测量项来自 Shankar 等（2002）研究中提出的在线信任的四个维度。行为意向的测量项来自 Liu 等（2004）的研究。

在问卷初设计完成后，本章进行了预实验来完善问卷。在初步调查中，本章咨询了 10 名教师和 25 名卫生信息专业的研究生，以及医学信息领域的专家，列出了最终的构念、定义和度量项。本章中的所有构念均采用利克特量表进行测量，量表范围从 5（非常同意）到 1（非常不同意）。

2.3.2 数据收集和分析

本章成立了一个研究小组，通过问卷调查收集线上和线下的数据。由于本章的调查对象是使用过在线医疗服务的个体，因此问卷调查中首先会询问参与者是否使用过在线医疗服务。只有在回答是肯定的情况下，调查才继续进行。本章提供了一份礼物（例如，毛巾、肥皂或红包），以鼓励参与。调查始于 2016 年 6 月，持续了 1 个月。共收集问卷 298 份，有效问卷 283 份。

本章采用结构方程模型对假设进行检验，同时借鉴 Anderson 和 Gerbing（1988）提出的两步分析程序，即用验证性因子分析检验这些构念的收敛性和判别有效性，然后利用结构模型检验潜在变量之间的关系。

2.4 结 果

2.4.1 人口统计学资料

样本的描述性统计如表 2-1 所示。信息组（$N = 157$，55.5%）所占比例大于其他组（咨询组，$N = 54$，19.1%；预约组，$N = 72$，25.4%）。在受访者中，76.6%的人年龄在 30 岁及以下，98.6%的人至少拥有学士学位。

表 2-1 受访者的描述性统计

测量项	项目	信息组/人	咨询组/人	预约组/人	总和/人（占比）
性别	男性	87	19	33	139（49.1%）
	女性	70	35	39	144（50.9%）
年龄/岁	≤20	15	3	7	25（8.8%）
	20～30（含）	123	19	50	192（67.8%）
	30～40（含）	16	29	11	56（19.8%）
	>40	3	3	4	10（3.5%）
教育程度	高中及以下	3	0	1	4（1.4%）
	学士	14	7	13	34（12.0%）
	硕士研究生	119	29	46	194（68.6%）
	硕士研究生以上	21	18	12	51（18.0%）
是否患有慢性病	是	8	12	18	38（13.4%）
	否	149	42	54	245（86.6%）
使用在线医疗网站的频率	至少每月一次	10	5	20	35（12.4%）
	几乎每月一次	85	28	39	152（53.7%）
	每两个月至多一次	62	21	13	96（33.9%）

注：表中数据进行过修约，存在合计不等于 100%的情况

2.4.2 卡方检验

采用卡方检验来探讨被调查者的人口学特征与他们不同的采纳策略之间的关系。结果显示性别差异对受访者在线服务采纳结果（卡方 $= 15.28$，$p < 0.05$）的影响显著。男性更倾向于选择信息而不是咨询服务（优势比 $= 2.29$，$p < 0.05$），但他们和女性一样倾向于使用在线预约服务。使用在线医疗服务的目的也因年龄而异：20～30 岁的受访者更喜欢信息服务（卡方 $= 47.16$，$p < 0.01$），而 30～40 岁得到受访者大多数会选择咨询服务。不同教育程度（卡方 $= 15.28$，$p < 0.05$）、健康状况（是否患有慢性病）（卡方 $= 7.00$，$p < 0.05$）和使用在线医疗网站的频率（卡方 $= 26.03$，$p < 0.05$）在服务选择上有显著差异。总的来说，性别、年龄、教育程度、是否患有慢性病以及使用在线医疗网站的频率与所选择的服务类型显著相关。

2.4.3　信度和效度

为了评估测量量表，表 2-2 中列出了验证性因子分析的结果，包括因子负荷、平均方差提取、复合信度和克龙巴赫 α 系数。结果表明，所有因子负荷值均高于 0.5 基准值。所有构念的复合信度得分均高于 0.7，表明各变量具有较高的内部一致性。此外，所有构念的克龙巴赫 α 系数都高于 0.7 的最低分值，被认为是可信的。所有用于测量方差的构念的平均方差提取值都高于 0.5 的阈值，表明有足够的收敛效度。

表 2-2　构念定义与效度

构念	操作定义	项目	因子负荷	平均方差提取	复合信度	克龙巴赫 α 系数
感知风险	在使用在线医疗服务时，对于潜在的不确定的负面结果的信念	我担心不合适的在线医疗服务会浪费钱	0.81	0.656	0.884	0.883
		在线医疗服务可能会损害我的健康	0.83			
		使用在线医疗服务让我很紧张	0.79			
		其他人不支持在线医疗保健服务	0.81			
感知收益	相信通过使用在线医疗服务，个人的健康状况将在多大程度上得到改善	在线医疗保健服务使用方便	0.78	0.549	0.829	0.828
		使用在线医疗服务可以改善我的健康状况	0.76			
		使用在线医疗服务可以节省我的时间	0.71			
		使用在线医疗服务可以提高我的工作效率，从而改善我的健康状况	0.71			
患者在线信任	患者对在线医疗服务的整体信任	在线医疗服务的整体质量相对较高	0.77	0.590	0.852	0.862
		使用在线健康服务给我带来了情感上的安慰	0.73			
		在线医疗服务是可靠的	0.77			
		在线医疗服务会考虑我的需求	0.80			
继续使用意愿	用户执行指定行为的意图（持续使用在线医疗保健服务）	我将再次使用在线医疗服务	0.74	0.505	0.753	0.759
		我会向其他人推荐在线医疗服务	0.69			
		我对在线医疗服务有积极的评价	0.70			

平均方差提取也可以用来评估区别效度，其中平均方差提取的平方根应该大于模型中构念和其他变量之间共享的方差。由表 2-3 可知，各平均方差提取值的平方根均大于结构间的相关性，说明各变量之间具有区别效度。因此，信度和效度被认为是足够的。

表 2-3　潜变量与平均方差提取值平方根的相关性

变量	感知风险	感知收益	患者在线信任	继续使用意愿
感知风险	0.810			
感知收益	−0.374	0.741		
患者在线信任	−0.406	0.622	0.768	
继续使用意愿	−0.230	0.481	0.542	0.711

2.4.4　结构方程模型

本章使用了 IBM SPSS Statistics 24 来测试结构模型。在估计所有指定路径时，本章检验每个假设的显著性，以及每个路径的标准误差和测试标准。对提出的研究模型的评估包括估计路径系数 β 和 R^2。图 2-2 显示了结果。

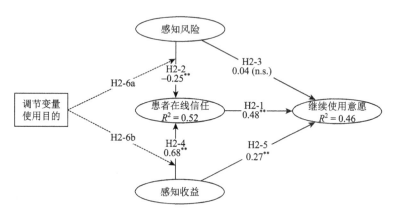

图 2-2　标准化路径系数和显著性水平

**表示 $p < 0.05$　（n.s.）表示不显著

R^2 结果表明，在线患者信任的变异中有 52% 归因于感知收益和感知风险，而继续使用意愿的变异中有 46% 与在线患者的信任和感知收益相关。结构方程结果表明 H2-1、H2-2、H2-4 和 H2-5 得到支持。如图 2-2 所示，患者在线信任正向影响继续使用意愿，路径系数为 0.48（H2-1：$\beta = 0.48$，$t = 4.287$，$p < 0.05$）。正如预期

的那样，感知收益和感知风险都能影响患者在线信任，但效果相反。感知收益的影响为正（H2-4：$\beta = 0.68$，$t = 9.156$，$p < 0.05$），而感知风险的影响为负（H2-2：$\beta = -0.25$，$t = -4.374$，$p < 0.05$）。感知收益显著影响继续使用意愿（H2-5：$\beta = 0.27$，$t = 2.576$，$p < 0.05$）。相比之下，感知风险并不直接影响继续使用意愿，H2-3 不被支持。在研究模型中，患者在线信任可以被视为感知收益与继续使用意愿之间的中介。

　　本章采用三步法进一步检验了患者在线信任的中介作用。结果如表 2-4 所示。其中自变量（感知收益）与中介变量（患者在线信任）的关系显著，自变量（感知收益）与因变量（继续使用意愿）的关系显著，满足了中介效应的第一和第二条件。感知收益和继续使用意愿的相关系数小于患者在线信任和继续使用意愿的系数。因此，感知收益对继续使用意愿的影响可以部分地通过患者的在线信任进行中介。

表 2-4　中介作用的结果

自变量	中介变量	因变量	自变量→因变量	自变量→中介变量	自变量 + 中介变量→因变量		结果
					自变量→因变量	中介变量→因变量	
感知收益	患者在线信任	继续使用意愿	0.481**	0.622**	0.234**	0.397**	部分中介

** 表示 $p < 0.05$

　　不同使用目的的调节效果结果如下：路径系数与 R^2 的比较如表 2-5 所示。三组 R^2 和路径系数值不同，感知风险与患者在线信任的相关性在不同组中存在差异，咨询组和信息组的路径系数分别为 -0.82 和 -0.30，预约组的系数不显著。三组感知收益与患者在线信任之间的 R^2 系数也存在差异，咨询组的 R^2 系数高于其他两个，因此支持 H2-6a 和 H2-6b。

表 2-5　调节效果的结果

项目	总样本量（$N = 283$）		信息组（$N = 157$）		咨询组（$N = 54$）		预约组（$N = 72$）		显著性
	R^2	路径系数	R^2	路径系数	R^2	路径系数	R^2	路径系数	
感知风险→患者在线信任	0.22	-0.47**	0.05	-0.30**	0.68	-0.82*	0.00	-0.06	显著
感知收益→患者在线信任	0.54	0.73**	0.48	0.69**	0.66	0.82**	0.44	0.66**	显著

** 表示 $p < 0.05$，* 表示 $p < 0.1$

2.5　讨　　论

　　当用户使用在线医疗服务时，信任起着重要作用。在本章测试的三种服务中，寻求和使用信息不需要高度信任，使用在线预约服务需要中等程度的信任，在线咨询要求的信任程度最高。用户在使用这三种不同的服务时有不同的需求。研究患者的在线信任对于在线医疗服务的发展具有重要意义。没有信任，人们不会选择采纳它们，建立高度信任也有助于留住用户。这项研究扩展了对感知风险、感知收益与患者在线信任关系中各种使用目的的理解。几个关键发现概括如下。

第一，患者的人口学特征影响服务的选择。女性比男性更倾向于选择在线咨询服务。本章发现使用在线医疗服务的意愿与性别、年龄、教育程度、健康状况（是否患有慢性病）和使用在线医疗网站的频率之间存在显著的关联。这表明，在线医疗提供者可以创建不同的界面来吸引各类人群，或者制订吸引某些特定人群的宣传计划。

第二，虽然感知收益和患者在线信任对继续使用意愿都有正向影响，但感知风险的影响并不显著。患者在线信任对继续使用意愿的影响大于感知收益对继续使用意愿的影响。如果患者在使用在线医疗服务时表现出高度的信任，他们更有可能继续他们的使用行为。感知收益是行为意向的重要决定因素，感知风险的影响不显著。感知风险与继续使用意愿关系的结果与之前的研究结果不一致。这种差异可能是由于中国的用户对在线医疗服务比较熟悉，并且对使用这些服务很有信心。同时，由于这两项研究是在不同的地点进行的，文化的差异也可能发挥作用，如人们对风险的认知和风险规避会存在差异。

第三，感知风险和感知收益均显著影响患者在线信任。感知收益的影响为正，感知风险的影响为负，并且感知收益比感知风险具有更高的影响水平。因此，如果健康服务提供者的目标是提高患者的在线信任，那么提高患者的感知收益可能比降低感知风险更有可能鼓励用户使用在线医疗服务。另外，路径系数和中介效应的结果表明，感知收益对行为意向有直接和间接的影响，感知风险对行为意向有间接的影响。

第四，使用目的的调节作用表明，不同的使用目的对患者在线信任及其决定因素之间的关系可能存在差异。对在线访问健康服务有不同目的的用户对感知风险和感知收益有不同的要求。在三种使用目的中，感知风险和感知收益与患者在线信任之间的相关性显著。与信息组和预约组相比，咨询组的路径系数更高。这一发现表明，如果患者使用在线医疗网站直接咨询医生，他们的感知收益和感知风险与他们的在线信任高度相关。与信息组和预约组相比，咨询组对感知风险比感知收益更敏感，表现为感知风险与患者在线信任之间的路径系数更高。这些发现表明，在线咨询的特点是更多的个人互动，可能会引发更严重的健康问题，为消费者带来了更多的风险，因此他们可能对风险更敏感。此外，咨询的过程也比获得信息或预约更为复杂，患者需要登记，找到合适的医生，说明他们的健康问题，并与医生沟通。相比之下，由于许多医院和网站都提供了已经被广泛接受的在线预约服务，所以患者可能会感觉风险更小。

2.6　本　章　小　结

本章具有一定的理论和实践意义。从理论角度看，所建立的研究模型为患者在线信任及其持续使用在线医疗服务提供了一个新的视角。将感知风险和感知收益的概念合并到模型中，有助于以后对这两个变量进行行为研究。从实践的角度来看，这项研究对医疗保健提供者特别重要，因为它提供了留住用户的见解。第一，不同形式的服务会吸引不同的用户。识别影响因素可以帮助服务提供者关注不同的服务类型和目标用户。第二，患者在线信任正向影响患者的行为意向。这说明患者在线信任对在线医疗服务的继续使用意愿有影响。因此，建立高水平的信任环境至关重要。医疗保健服务提供者和网站开发者可以通过增加感知收益或降低感知风险来提高信任水平。例如，医疗保健组织可以使其网站更加友好，并通过发布其他使用网站获取信息、在线预约或在线咨询的消费者的反馈来减少用户的担忧。第三，研究结果显示，感知收益的影响力更大，这意味着提供使用在线医疗服务的收益比控制其风险更能有效地留住用户。在资源有限的情况下，为用户创造更多收益对于在线医疗保健服务提供商来说更有效。第四，不同使用目的的患者对风险、收益和信任的感知不同，因此，组织的策略应该更加个性化，特别关注目标群体。

本章存在局限性。首先，医疗保健服务不同于普通消费产品和服务。例如，在线医疗服务不能在现实世界中被看到和被触摸，它们的实际使用可能会因人们的健康状况而有所不同，需要进一步的研究来探索在线医疗服务的特殊性。其次，本章只考察了使用目的对患者在线信任的调节作用，其他因素如性别、健康状况或网络体验也可能具有类似的调节作用。例如，尽管在线医疗服务对老年用户有帮助，但他们可能认为这些服务并不安全。老年用户的感知风险可能高于年轻人。此外，人们继续使用在线医疗服务的决定可能因年龄或不同的互联网体验而有所不同。

本章提出一个基于信任和感知风险、感知收益理论的研究模型。分析了患者在线信任的前因、结果及使用目的的调节效应。研究结果表明，信任程度是中国在线医疗服务继续使用意愿的一个预测因子。本章的结果可能有助于完善在线医疗服务提供者的外展策略。

本章参考文献

安昭宇, 刘鲁川. 2013. SNS 用户感知风险、感知收益与隐私忧虑间的关系[J]. 数学的实践与认识, 43（2）: 127-137.

Anderson J C, Gerbing D W. 1988. Structural equation modeling in practice: A review and recommended two-step approach [J]. Psychological Bulletin, 103（3）: 411-423.

Antony S, Lin Z X, Xu B. 2006. Determinants of escrow service adoption in consumer-to-consumer online auction market: an experimental study[J]. Decision Support Systems, 42（3）: 1889-1900.

Bansal G，Zahedi F M，Gefen D. 2010. The impact of personal dispositions on information sensitivity，privacy concern and trust in disclosing health information online[J]. Decision Support Systems，49（2）：138-150.

Bauer R A. 1960. Consumer Behavior as Risk Taking[C]. Chicago：Dynamic Marketing for a Changing World，Proceedings of the 43rd. Conference of the American Marketing Association：389-398.

Corritore C L，Kracher B，Wiedenbeck S. 2003. On-line trust：concepts，evolving themes，a model[J]. International Journal of Human-Computer Studies，58（6）：737-758.

Deng Z H，Lu Y B，Wei K K，et al. 2010. Understanding customer satisfaction and loyalty：an empirical study of mobile instant messages in China[J]. International Journal of Information Management，30（4）：289-300.

Featherman M S，Pavlou P A. 2003. Predicting e-services adoption：a perceived risk facets perspective[J]. International Journal of Human-Computer Studies，59（4）：451-474.

Fishbein M，Ajzen I. 1975. Belief，Attitude，Intention and Behavior：An Introduction to Theory and Research[M]. Boston：Addison-Wesley.

Hoffmann C P，Lutz C，Meckel M. 2014. Digital natives or digital immigrants? The impact of user charac teristics on online trust[J]. Journal of Management Information Systems，31（3）：138-171.

Jacoby J，Kaplan L B. 1972. The components of perceived risk[J]. Advances in Consumer Research，3：382-383.

Jarvenpaa S L，Tractinsky N，Saarinen L. 1999. Consumer trust in an Internet store：a cross-cultural validation[J]. Journal of Computer-Mediated Communication，5（2）：526.

Kim D J，Ferrin D L，Rao H R. 2008. A trust-based consumer decision-making model in electronic commerce：the role of trust，perceived risk，and their antecedents[J]. Decision Support Systems，44（2）：544-564.

Lee M C. 2009. Factors influencing the adoption of Internet banking：an integration of TAM and TPB with perceived risk and perceived benefit[J]. Electronic Commerce Research and Applications，8（3）：130-141.

Liu C，Marchewka J T，Lu J，et al. 2004. Beyond concern：a privacy-trust-behavioral intention model of electronic commerce[J]. Information & Management，42（1）：127-142.

McKnight D H，Choudhury V，Kacmar C. 2002. The impact of initial consumer trust on intentions to transact with a web site：a trust building model[J]. The Journal of Strategic Information Systems，11（3/4）：297-323.

Mou J，Shin D H，Cohen J F. 2017. Trust and risk in consumer acceptance of e-services[J]. Electronic Commerce Research，17（2）：255-288.

Naoui F B，Zaiem I. 2014. The initial e-trust formation to a content-based web site：the role of e-service quality and disposition to trust[J]. Journal of Research in Marketing，3（1）：222.

Peter J P，Tarpey L X. 1975. A comparative analysis of three consumer decision strategies[J]. Journal of Consumer Research，2（1）：29-37.

Rousseau D M，Sitkin S B，Burt R S，et al. 1998. Not so different after all：a cross-discipline view of trust[J]. The Academy of Management Review，23（3）：393-404.

Shankar V，Urban G L，Sultan F. 2002. Online trust：a stakeholder perspective，concepts，implications，and future directions[J]. The Journal of Strategic Information Systems，11（3/4）：325-344.

Sillence E，Briggs P，Fishwick L，et al. 2004. Trust and mistrust of online health sites[C]. Vienna：CHI 2004 Conference on Human Factors in Computing Systems：663-670.

Sirdeshmukh D，Singh J，Sabol B. 2002. Consumer trust，value，and loyalty in relational exchanges[J]. Journal of Marketing，66（1）：15-37.

Wilkie W L，Pessemier E A. 1973. Issues in marketing's use of multi-attribute attitude models[J]. Journal of Marketing Research，10（4）：428-441.

第3章　在线健康社区中的线下医患互动与个人医患信任

互联网已成为我国公众获取健康信息的中心资源。与传统的咨询医生或亲戚朋友的方式相比，中国网民更倾向于使用互联网应用程序获取健康信息，从社会支持的角度来看，在线健康信息可以引导患者更好地进行自我管理和自我护理。此外，在线健康信息不仅可以增长患者的知识，还能促进患者参与健康管理，实现健康决策，而目前医患之间仍存在信任缺乏、沟通困难、信息不对称和成本等问题，在线健康信息支持对改善医患关系有着重要的积极影响。

互联网上的健康信息极为丰富，但大多数患者的医学素养较低，很难识别出其中有利的信息。患者在全流程医疗服务过程中（线上健康信息检索、线下治疗咨询等）有大量个性化的健康需求，医生通过向患者提供在线指导可以满足这些个性化需求。因此，本章认为，医生参与在线健康社区或者其他社交媒体可以解决患者的诸多问题。然而，很少有研究关注医生在线指导对患者获取在线健康知识的作用，以及对医患互动和信任的影响。

本章以患者为研究对象，旨在探讨在线健康信息的有用性和医生在线指导对医患互动与信任的影响。这项研究为医生的工作提供了建议，研究结果也为医院提供了关于如何让患者在网上学习健康知识的见解，有助于建立和谐的医患关系。

3.1　理论基础与研究假设

本章将线上健康行为的感知有用性分为信息有用性与服务有用性两个方面。同时，提出信息和服务的有用性通过线下医患互动影响信任的假设。

3.1.1　医患互动与信任

医患信任是医疗服务的基础，它能够减少医生与患者之间的矛盾，同时提高患者的依从性，促进医患和谐共处。然而，在中国，医患之间的信任显然是不够的（Nie et al.，2018），其中影响医患信任的因素很多，如医院的服务水平、提供的服务类型、医院的信誉等。门诊患者对医生的信任度低于住院患者，因为住院患者与医生之间的互动更多，因此在患者与医生之间建立基于信任的互动关系对于患者治疗依从性非常重要（Akbolat et al., 2017）。由于在诊疗过程中的参与度不够，以及缺乏健康信息渠道，患者在医患关系中常处于不利地位。目前患者能够在网上预约挂号，并选择咨询他们信任的专家，了解自身病情，使其对自身疾病有更清楚的认识。患者可以了解其他患有相同疾病的病友的治疗过程，进一步了解自身病情，减少不必要的恐慌，从而对线下医患信任产生积极影响（Gilmour et al., 2014）。

信任是建立在医患互动的基础上。在该互动过程中，医生为患者提供疾病诊疗服务，显化自身专业知识，解决患者健康问题，并且还能与患者建立良好的人际关系。根据社会互动理论，医生治疗患者疾病与为其提供情感支持等行为都会显著影响患者对医生的满意度与信任（Ben-Sira, 1976）。不同疾病类型的患者在诊疗过程中可能会遇到不同的障碍，包括来自家庭的外部障碍与来自个人的内部障碍，如糖尿病和胃肠炎患者是否能够忍受腹部绞痛并接受鼻管来输送营养。关注这类障碍的相互作用将提高患者在治疗过程中的满意度，增强患者对医生的信任。本章认为在寻求在线健康信息和感知到来自医生的在线帮助后的医患互动对提高医患信任具有积极意义。因此，本章做出如下假设。

H3-1：线下医患互动对个人医患信任会产生积极影响。

3.1.2 在线健康信息的感知有用性

感知有用性被定义为一个人在多大程度上使用某一特定的系统会提高其绩效。感知有用性是行为的重要前因，如消费者行为、分享行为、采纳行为和使用行为。在商业领域，向消费者提供有用的信息可以增加对产品的信任。

信息采纳模型首先提出了"信息有用性"的概念，认为信息内容的质量和来源的可信度直接影响到寻求者信息感知的有用性（Sussman and Siegal, 2003）。诸多在线社交媒体能够传播健康信息，包括搜索引擎（如谷歌、百度）、门户网站（如 http://www.39.net/、https://www.iiyi.com/）、微博、微信、论坛、百科全书网站（如 https://baike.baidu.com/）。用户能够通过搜索引擎检索健康网站，这些网站包含了疾病自我评估、治疗指南和药物介绍等，如权威的医学科普网站——百科全书。用户也能够通过微博平台传播健康新闻，还能在健康论坛中相互交流信息。

患者对在线健康信息有用性的感知与健康网站的持续使用有直接关系（Sullivan and Koh, 2019）。健康网站的搜索功能在一定程度上取代了医生和护士的角色（Cohen et al., 2013），从而缓解了线下患者的信任危机。此外，患者的主观规范和对平台的信任会影响在线健康平台的使用，这种影响是通过在线信息的有用性来介导的（Gong et al.，2019）。研究表明，使用在线健康平台可以感知医生在线下会诊时的表现（医生回复的质量和交流的时长），在互联网上长时间搜索会降低医生表现对信任的影响（Lu et al.，2016），因此本章认为在线健康信息的有用性会对医患信任产生积极影响。

以往的研究发现，患者可以通过在线获取健康信息来提高其依从性（Beirao et al.，2017），具体表现在与医生合作，如按照医生的指示做出相应的诊断、听从医生的指令、根据医生的要求改善健康习惯。这些都是医患之间的良好互动。此外，互联网上的健康知识在一定程度上减少了医患信息的不平等，促进患者更好地与医生进行沟通。通常许多患者在一次就诊后会借助互联网去检索与自身健康相关的信息，这种健康信息搜寻行为有助于患者在下次医疗服务过程中与医生交互。因此，本章做出如下假设。

H3-2：在线健康信息的感知有用性对个人医患信任有积极影响。

H3-3：在线健康信息的感知有用性对线下医患互动有积极影响。

3.1.3　在线医生服务的感知有用性

通过在线医疗平台，患者选择多种形式的线上医疗服务，如以图片、文字、语音等形式与医生沟通的"图文问诊"，或者以电话形式与指定专家一对一沟通的"电话问诊"。不同于其他在线健康信息，患者在线上医疗服务过程中与医生的直接对话更加有效。目前，在线会诊的相关研究发现，患者在使用在线医疗服务时，注重与线下服务的价值比较。只有当在线服务满足用户的价值期望时，用户才会有进一步的线下医疗行为（Presti et al.，2019）。此外，患者对在线医疗服务的态度和主观规范会影响患者的在线行为意愿，进而影响线下实际行为（Mou and Cohen，2014）。影响态度的重要前因是行为信念。在电子服务领域，感知有用性被认为是一种重要的行为信念（Bhattacherjee and Lin，2015）。此外，患者对医生的信任直接关系到其对在线医疗服务的分配公平、程序公平、人际公平和信息公平的感知（Chang et al.，2019）。这些公平主要体现在与医生线上交互、诊断结果以及治疗方案上，上述过程与医生服务的感知有用性密切相关。因此，本章做出如下假设。

H3-4：在线医生服务的感知有用性积极影响线下医患互动。

H3-5：在线医生服务的感知有用性积极影响个人医患信任。

具体的假设模型如图 3-1 所示。

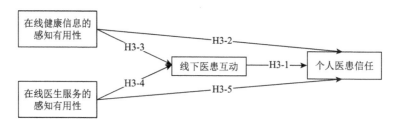

图 3-1　线下医患互动与个人医患信任研究模型

3.2　数据集和变量

3.2.1　参与者和数据收集

本章以线上问卷的形式，借助问卷星平台收集数据。问卷发放的范围集中在各类社交媒体（如微信、QQ、学术论坛、在线健康社区）。问卷调查对象来自华中科技大学，以及华中科技大学同济医学院附属同济医院的个体，涵盖多个年龄段，回收问卷 500 份。删除不完整或逻辑不一致的问卷，最后共获得 446 份有效问卷。数据特征见表 3-1。

表 3-1　人口统计信息

特征		数量/人	占比
性别	男性	222	49.8%
	女性	224	50.2%
年龄/岁	≤20	18	4.0%
	20～30（含）	288	64.6%
	>30	140	31.4%
自我报告的健康状况	差的	304	68.2%
	好的	142	31.8%
强化健康的意识	很有帮助	110	24.7%
	有帮助	308	69.1%
	没帮助	28	6.3%
在线健康信息搜索	访问前	114	25.6%
	访问后	67	15.0%
	两者都有	225	50.4%
	其他	40	9.0%

续表

特征		数量/人	占比
健康信息来源	医疗专业人员	173	38.8%
	在线信息	224	50.2%
	期刊	11	2.5%
	朋友	31	7.0%
	其他	7	1.6%
应改进的问题	医患沟通	174	39.0%
	医患信任	166	37.2%
	医疗专业人员的服务态度	98	22.0%
	其他	8	1.8%

注：表中数据进行过修约，存在合计不等于100%的情况

3.2.2　测量工具

本章采用问卷调查法来验证研究模型，问卷设计参考国内外相关理论文献，在已验证过的量表基础上，根据研究需要进行相应修改。

受访者需要根据自己对在线健康信息和医患互动的感知来回答各项目。所有项目根据在线医疗服务的特点进行修订，并采用利克特量表进行测量，其范围从"强烈不同意"到"非常同意"，相应的得分为 1 分到 5 分。

测量工具最初是用英语开发的，所以本章采用回译法，即将其翻译成中文，接下来，另一位双语作者把中文翻译成英文，两位作者随后比较两个英文版本，以检查不一致之处。通过采访信息系统、医疗信息学和卫生管理领域的 8 名专家，对调查工具进行了一次预测试，共有 17 名社交媒体用户接受了预测试。本章根据收到的意见和建议修订了调查问卷。

除了本章的构念，本章还考虑了文献中使用的一些控制变量，包括性别、年龄和自我评定的健康状况。各变量的具体测量见表 3-2。

表 3-2　变量测量

潜在变量	项目	问题
在线健康信息的感知有用性	1	在线健康信息帮助我验证医生的诊断
	2	在线健康信息帮助我了解自己的健康状况
在线医生服务的感知有用性	1	我得到了在线健康社区医生的关心和帮助
	2	当我遇到与疾病相关的问题时，在线医生会给我提供必要的信息

续表

潜在变量	项目	问题
线下医患互动	1	与医生互动让我感觉很顺利
	2	在我与医生的互动中，医生对我的问题的处理表现出足够的投入
	3	我将努力从医生那里获得实际的信息用于我的疾病管理
	4	我非常信任医生，我总是尽力听从他/她的建议
个人医患信任	1	当我发现一些关于我的疾病的信息时，我会把它们带到我的医生那里
	2	我相信我的医生在处理我的医疗问题时，把我的医疗需求放在所有其他考虑之上
	3	如果我的医生告诉我是这样的，那一定是真的
	4	我相信我的医生在处理我的医疗问题时，把我的医疗需求放在所有其他考虑之上

3.3　结　　果

本章采用偏最小二乘法进行结构方程建模。分析采用 SmartPLS 2.0 M3 进行。信度和效度分析采用验证性因子分析法。如表 3-3 所示，所有的克龙巴赫 α 系数和复合信度都接近或高于 0.7，证明所有构念的可靠性。每个构念的平均方差提取值均在 0.5 以上，且每个测量项均在 0.6 以上，表明具有良好的收敛效度。

表 3-3　各项目负荷量和有效性

构念	测量项	因素负荷	复合信度	平均方差提取	克龙巴赫 α 系数
线下医患互动	INT1	0.715	0.846	0.579	0.853
	INT2	0.735			
	INT3	0.772			
	INT4	0.818			
个人医患信任	TRU1	0.772	0.8088	0.5153	0.844
	TRU2	0.758			
	TRU3	0.686			
	TRU4	0.648			
在线健康信息的感知有用性	PUI1	0.773	0.6985	0.5357	0.688
	PUI2	0.691			
在线医生服务的感知有用性	PUS1	0.848	0.8326	0.7132	0.779
	PUS2	0.841			

注：PUI = 在线健康信息的感知有用性，PUS = 在线医生服务的感知有用性，INT = 线下医患互动，TRU = 个人医患信任

本章还计算了各因子方差的平方根及其与其他因子的相关系数，并将结果汇总在表 3-4 中。结果表明，平均方差提取的平方根均大于构念间的相关性，从而证明了问卷的判别有效性。因此，测量模型的质量足以测试假设的关系。

表 3-4　相关系数矩阵和方差的平方根（显示为对角线元素）

项目	PUI	PUS	INT	TRU
PUI	0.732			
PUS	0.403	0.845		
INT	0.610	0.526	0.761	
TRU	0.633	0.455	0.662	0.718

采用 PLS 对假设模型进行检验。图 3-2 总结了分析结果。分析结果显示，线下医患互动显著影响个人医患信任，所以支持 H3-1。在线健康信息的感知有用性显著影响个人医患信任和线下医患互动，因此，支持 H3-2 和 H3-3。患者对在线医生服务的感知有用性显著影响线下医患互动和医患信任，支持 H3-4 和 H3-5。因此，本章研究中的五个假设都得到了支持。

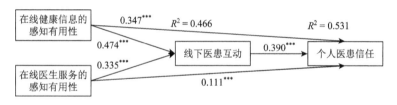

图 3-2　结构模型分析结果

***表示在 1%水平上具有统计显著性

3.4　讨论与结论

本章研究了在线健康信息的感知有用性和在线医生服务的感知有用性对线下医患互动和个人医患信任的影响，还讨论了线下医患互动与个人医患信任之间的关系。通过问卷调查，本章发现在线健康信息的感知有用性和在线医生服务的感知有用性可以促使患者与医生进行有效的互动，也会对线下就诊时的医患信任和医患互动有积极的影响，同时也对改善线下医患信任产生积极影响。

3.4.1　启示

从理论的角度，本章从在线健康信息的感知有用性和在线医生服务的感知有用性两个方面来探讨医患互动。

第一，本章证实了这两个组成部分的有效性。同时，这两个方面和医患互动为理解医患信任的影响因素提供了一个深入的视角。

第二，本章丰富了病人价值共创理论。根据价值共创理论，价值是服务参与者在资源整合过程中实现的共同利益。患者价值共创行为包括信息搜索、信息共享、个人互动、与医生合作、参与复杂医疗决策等。本章揭示了患者如何通过在线健康行为实现线下医疗服务的价值创造，具有重要理论意义。此外，本章也丰富了线上线下资源整合的相关研究。

第三，与以往文献相比，本章首先考虑医生在指导患者使用在线健康信息方面的作用。值得注意的是，本章分析发现，医生帮助患者在互联网上获取正确、权威和有用的信息，可以促进就诊过程中的互动。同时，患者感知到的医生在线服务的有用性也会增强患者对医生的信任。

本章从实践的角度提出，改善医患互动和医患信任应与患者有效利用在线健康信息相结合，如提高在线健康信息的实用性和可信度，以及医生对其他来源信息的指导和纠正。

尽管用户获取健康信息的渠道众多，如亲友、互联网、社交媒体等，但相比之下，医护专业人员提供的建议仍然是用户信任与基本的信息来源之一。中国于 2016 年 6 月颁布了《互联网信息搜索服务管理规定》，认为服务提供者对网络健康信息的监管负有首要责任。为了使患者获得更多的健康信息，有效接受有用的健康信息，网站管理者可以建立更专业的健康知识网站，方便其他人群获取健康信息，帮助患者整合多渠道信息，减少患者对误导信息的使用。

在医患关系中，医生对在线健康信息搜寻行为的态度至关重要。其他研究表明，如果医生支持患者通过互联网获取健康信息，将促进患者获取信息的行为和医患互动，增加医患之间的信任。线上健康信息可以提高患者的知情权和话语权，使医患关系更加和谐，也可以提高患者对医患关系的感知和评价。因此，与传统的线下健康咨询相比，应该鼓励医疗服务提供者积极回答来自网络搜索的问题。除了完善医生提供的线下服务外，还可以开发在线健康专业咨询服务，发挥医务人员在公众获取和使用医疗信息方面的关键作用。

医疗服务提供者和健康教育者甚至可以参考本章的测量量表来检查患者对医生在线服务的感知有用性，以及他们在访问中与患者互动和信任的效果，也可以检查社交媒体中健康信息的感知有用性。

3.4.2　局限性与未来研究

本章存在一些局限性。

第一，本章虽然确定了医患互动和在线医患信任的几个重要决定因素，然而，注入自我效能、感知风险、感知利益等因素还有待研究。

第二，未来研究可以结合社会交换理论、社会资本理论等对医患信任进行研究。

第三，研究应考虑受访者教育背景的影响。不同教育背景的用户对于健康信息的认知程度有差异，进一步影响感知有用性，因此，需要在后续研究中进一步探讨。

因此，未来的研究可以考虑以其他因素和其他理论视角来提高本章研究模型的有效性。

3.4.3　本章小结

本章通过调查患者对在线健康信息的感知有用性和在线医生服务的感知有用性，对医患互动和医患信任的相关文献进行了研究。本章证明，患者的在线体验对线下医疗有着重要的影响，这为改善医患关系提供了新的途径。这一结果不仅揭示了影响医患信任和互动的因素，而且揭示了医生可以考虑通过加强医患互动来促进医患之间的信任，提出了利用在线健康信息和在线医生服务促进医患信任的理论和实践意义。

本章参考文献

Akbolat M，Karakaya F，Ugan C，et al. 2017. The effect of trust communication in patient-physician relationship on satisfaction and compliance to treatment[J]. Health Medical Current Research，2：610-619.

Beirao G，Patricio L，Fisk R P. 2017. Value cocreation in service ecosystems：investigating health care at the micro，meso，and macro levels[J]. Journal of Service Management，28（2）：227-249.

Ben-Sira Z. 1976. The function of the professional's affective behavior in client satisfaction：a revised approach to social interaction theory[J]. Journal of Health and Social Behavior，17（1）：3-11.

Bhattacherjee A，Lin C P. 2015. A unified model of IT continuance：three complementary perspectives and crossover effects[J]. European Journal of Information Systems，24（4）：364-373.

Chang Y W，Hsu P Y，Wang Y，et al. 2019. Integration of online and offline health services：the role of doctor-patient online interaction[J]. Patient Education and Counseling，102（10）：1905-1910.

Cohen R，Elhadad M，Birk O. 2013. Analysis of free online physician advice services[J]. PLoS One，8（3）：e59963.

Gilmour J，Hanna S，Chan H，et al. 2014. Engaging with patient online health information use：a survey of primary health care nurses[J]. Sage Open，4（3）：1-10.

Gong Z P，Han Z Q，Li X D，et al. 2019. Factors influencing the adoption of online health consultation services：the role of subjective norm，trust，perceived benefit，and offline habit[J]. Frontiers in Public Health，7：286.

Lu T，Chen H，Xu Y J，et al. 2016. Internet usage，physician performances and patient's trust in physician during diagnoses：investigating both pre-use and not-use internet groups[C]. Koloa：Hawaii International Conference on System Sciences：3189-3198.

Mou J，Cohen J F. 2014. Trust，risk and perceived usefulness in consumer acceptance of online health services[C]. Auckland：25th Australasian Conference on Information Systems.

Nie J B，Tucker J D，Zhu W，et al. 2018. Rebuilding patient-physician trust in China，developing a trust-oriented bioethics[J]. Developing World Bioethics，18（1）：4-6.

Presti L L，Testa M，Marino V，et al. 2019. Engagement in healthcare systems：adopting digital tools for a sustainable approach[J]. Sustainability，11（1）：220.

Sullivan Y W，Koh C E. 2019. Social media enablers and inhibitors：understanding their relationships in a social networking site context[J]. International Journal of Information Management，49：170-189.

Sussman S W，Siegal W S. 2003. Informational influence in organizations：an integrated approach to knowledge adoption[J]. Information Systems Research，14（1）：47-65.

第4章　在线心理健康社区患者信任构建

心理健康问题是当今世界上最主要的健康问题之一。较之普通人，存在心理健康问题（如抑郁症）的患者更不容易信任他人，严重者会疏远周围的人，产生隔阂感，导致不愿与人交流自己的问题、不相信并拒绝他人的帮助。2017 年，据世界卫生组织估计，中国约有 5400 万名抑郁症患者，4100 万名焦虑症患者。然而，在 2015 年，中国每 100 000 人口仅享有约 2.2 名心理医生。而这些有限的医疗资源分配极其不均，主要集中在城市地区，据估计，在中国仍有 90%的抑郁症患者不能得到有效治疗。

互联网医疗的出现可在一定程度上解决医疗供求失衡的问题，在线健康社区为用户提供了一个就健康医疗相关问题进行信息交流、经验分享、问答咨询及社会支持的在线平台。作为在线健康社区的一种，在线心理健康社区为用户提供在线心理服务，帮助其获得社会支持，提高了心理健康服务的可及性，对于医疗资源不足的发展中国家更是如此。在线心理服务是指以网络为媒介，心理健康专家运用心理学理论和技巧，通过倾听、教育、劝告及商讨等方法，帮助患者正确认识自我、适应社会的服务。作为传统心理服务的补充，在线心理服务在国外受到热烈欢迎，已较为成熟，如 iCounseling（www.icounseling.com）、Online-Therapy（www.online-therapy.com）和 Better Help（www.betterhelp.com）等。在我国，在线心理服务快速发展，但仍然处于起步阶段，目前，我国发展较好的在线心理健康社区包括壹心理（www.xinli001.com）及好大夫在线（www.haodf.com）等。在线心理健康社区发展前景广阔，不仅满足了人们的健康需求，而且在一定程度上缓解了各地医疗资源不平衡问题，更为医患关系的改善带来了新的契机。

相比于传统的线下诊疗，在线心理健康社区的出现使心理服务模式发生了变化，使得存在心理健康问题的患者不仅可以获得医生的帮助，还可以获得广泛的社会支持，形成了一套新的诊疗流程。通过研究在线心理健康社区中患者对心理医生信任的建立过程，探讨其影响因素，可以为心理医生增强患者信任提供指导，改善医患关系。

本章着眼于在线心理健康社区中的诊疗流程，基于信任信念理论、信任传递理论、群体趋同效应及医患交互，探索在线心理健康社区中患者信任的构建过程，研究各阶段的影响因素，力求在理论与方法层面进行完善，为深入理解在线心理健康社区中的患者信任提供依据；为在线心理健康平台、心理医生及患者提供可行性建议以改善医患关系，达到更好的医疗效果。

4.1　研究现状

医患在线交互，一定程度上可以打破有限医疗资源的时空限制，医生为患者提供在线诊疗服务，满足患者的健康需求，并且医生间及患者间可以共享知识，分享信息，相互影响，相互支持。而在与健康医疗相关的问题中，用户尤其关注心理健康问题类疾病，如抑郁症。已有研究表明，借助计算机技术提供在线心理治疗可以产生积极效果，在线心理健康社区逐渐成为在线健康社区领域的研究热点。国外学者对患者原创内容比较感兴趣，研究丰富；而基于心理健康专家及平台管理者视角的研究较少，尤其是心理健康专家的行为研究最少。此外，基本未涉及医患关系，尤其是实证研究，这部分研究亟待补充。

国内在线心理健康社区的发展历程与国外基本相同，即首先研究在线心理服务方式（胡湘明和冯小茹，2002；廖卫华和彭小孟，2005）；而后探索建设国内的在线心理服务平台（赵锡凤，2006；欧阳民，2010；王俊叶，2012；王波，2013；茹丽洁和向慧君，2013；李玲玲，2014），彭雅楠等（2017）分析了当前国内心理服务类 App 的现状。当前国内尚未出现极有影响力的专门提供在线心理咨询的服务的社区类平台，这类平台的建设仍处于起步阶段。

近年来，学者对国内在线心理健康社区研究逐渐增多：基于患者视角的研究，复旦大学的 Li 等（2016）基于 SunForum 探讨了中国的文化信仰影响患者看待抑郁症的方式；基于心理健康专家视角的研究，有学者基于壹心理研究激励心理健康专家自愿提供服务的内在因素和外在因素（Zhou et al.，2019）；基于社区平台管理者视角的研究，学者发现豆瓣抑郁症社区具有的独特黏性结构，并讨论如何提高抑郁症患者参与，增强社会支持，Zhang 等（2018）探究中国文化背景下，抑郁症论坛 Sunshine 中在线支持帮助抑郁症患者的方式。国内基于各视角的研究尚不够丰富，不够深入，学者基本来自国内顶尖大学。与国外研究现状类似，基于心理健康专家视角的研究较少，在本章所涉及的文献中，基本没有对医患关系的实证研究，在当前国内医患矛盾不断激化的背景下，关于医患关系，尤其是如何增强医患信任的研究亟待补充。

综上所述，国内外在线心理健康社区的发展历程基本一致，即首先研究在线心理服务方式，进而建设在线心理健康社区平台，发展到一定阶段后，学者开始研究该场景下的用户行为。不同的是，国内在线心理健康社区发展相对缓慢，当前尚未出现极有影响力、用户相当活跃、深受学者关注的平台，尚处于建设起步阶段。

关于研究现状，国外起步早，研究较多，视角丰富；而国内研究起步较晚，相对较少，视角集中。国内外该场景下的研究存在以下共同点。

（1）研究角度涉及患者、心理健康专家及平台方。

（2）有关医患关系，尤其是医患信任的研究较少且基本未涉及实证研究。因此，有必要展开关于医患关系，尤其是如何增强医患信任的研究。

本章提出如下研究问题。

Q1：在线心理健康社区场景下，患者对医生信任的建立存在哪些阶段？

Q2：在患者信任建立的不同阶段，分别有哪些影响因素？

Q3：为增强患者信任，医生、患者及平台方分别需要采取哪些对策？

4.2　理论基础与模型设计

4.2.1　信任

1. 患者线上信任的定义

信任是良好人际关系的前提，在不同的领域、不同的学科中有不同的内涵。学者一直尝试精确定义信任，这十分困难，然而，这些尝试总是围绕以下核心要素：①对于施信方而言，必须存在其对某种关系的不确定性，如交易、社会交往等，而这种不确定性会使施信方感知到某种风险；②感知风险基于受信方的某种专业能力、善意及诚实等个人属性，即施信方基于自身对受信方的专业能力、善意及诚实的感知而产生某种期望。

有学者认为信任的本质是一种对自己弱势地位的接受，而医患关系中天然存在的地位不对等、医疗服务的风险性使得医患信任对于构建和谐医患关系、获得良好医疗效果至关重要。信任关系具有相互性，医患信任涉及医疗服务提供者和患者，多数研究基于患者角度，即患者对医疗服务提供者的信任，一般是指患者相信医疗卫生服务供方的专业能力及善意，并愿意将自己的健康托付给医疗服务提供者。根据信任对象的不同，分为患者的人际信任（interpersonal trust）及患者对医疗服务机构的信任，区别在于前者在交互过程中建立并不断发展，而后者受到媒体和对特定机构的一般社会信任的影响。

根据信任客体的不同，患者的人际信任包括患者间的信任和患者对医务人员的信任。患者间的信任指的是患者群体内成员相互依赖、互相信任；而患者对医务人员的信任指的是在医疗服务过程中，患者信任处于相对优势的医务人员。本章中患者信任指的是患者对心理医生的人际信任。

根据信任建立环境的不同，患者信任可以分为线下信任与线上信任。线上信任研究最早出现于电子商务领域，Corritore 等（2003）最早定义了线上信任，认为线上信任是对自身处于线上环境中且对其不被攻击充满信心的期望。在线心理健康社区中，患者对心理医生的线上信任是指，在没有线下交互的前提下，由于网站上医生的个人简介、患者群体及医患交互等因素的影响而形成的信任，这种信任引发患者向心理医生发起咨询行为。

2. 初始信任与持续信任

随着学者对信任的研究逐渐加深，信任发展的阶段性得以体现，信任建立是一个动态发展的过程，研究表明，顾客在和企业接触的不同阶段对企业的信任是不同的。信任的发展过程可以划分为初始信任、持续信任和信任减少三个阶段。本章针对初始信任及持续信任两个阶段，旨在探究患者线上信任构建的影响因素。

上述关于信任的定义同样适用于初始信任，本章中的区别在于，初始信任是指在没有就医经验及医患交互的前提下，患者浏览在线心理健康社区中常驻心理医生的各项公开信息并感知其在线口碑、专业能力及善意后建立的信任，可以引发患者发起咨询。在这一阶段，初始信任建立的影响因素包括网站环境，患者信任倾向，风险感知，心理医生的专业能力、诚实、善意等个人属性，心理医生的在线口碑及患友群体的影响。

在发展过程中，随着患者对线上平台、心理医生及患者群体的熟悉，向医生咨询后，信任的强度和影响因素也随之变化。进入持续信任阶段，患者通过和心理医生在线交互，加深对医生的了解，导致信任的有效维持或者初始信任的直接丧失。这表明，持续信任建立在初始信任的基础之上，本章提出以下假设。

H4-1：患者初始信任显著正向影响持续信任。

4.2.2　信任信念

信任可以分为两个维度，信任信念（trusting beliefs）和信任意向，前者是认知层面，后者是行为层面，信任信念与信任意向具有一致性。其中信任信念包括施信方的专业能力信念、善意信念及诚实信念三个维度，分别受到受信方的专业能力、善意及诚实的影响。医患关系中，专业能力指的是患者信任的对象——医生在某种特定的诊疗领域的专业能力及相比于同行的竞争力；诚实代表医生向患者披露与诊疗活动相关的个人信息的程度，如真实的临床经验等信息；善意可以衡量医生愿意帮助患者恢复或保持身心健康状态的程度。结合表 4-1，提出以下假设。

H4-2a：心理医生的专业能力显著正向影响患者线上初始信任。

H4-2b：心理医生的诚实显著正向影响患者线上初始信任。

H4-2c：心理医生的善意显著正向影响患者线上初始信任。

表 4-1　医患关系领域信任信念理论相关文献归纳总结

作者	时间	内容
曾宇颖和郭道猛	2018	采用信任源可信度模型，发现医生的善意、能力和诚实显著影响患者择医行为
明易	2016	基于信任源理论，将医患信任的影响因素归纳到行为环境、患方的信任倾向和医方的感知可信度，并从每一个视角构建信任模型
李德玲和吴燕琳	2012	基于信任源理论，将医患信任分为人际信任、制度信任及医学文化特征性信任
陈松林	2006	提出医院作为信任源时建立医患信任的策略
Nie 等	2018	强调了医疗健康服务供方的善意、医德在重建医患信任中的重要性

4.2.3　信任传递

信任传递（trust transitivity）描述了信任在多个主体间传递的过程。Christianson 和 Harbison（1997）界定了信任传递的概念，认为通过信任传递关系，信任发起者 A 最终相信的是 B 推荐的事物 C，形成了从信任发起者 A 到目标事物 C 之间的信任链。与信任转移（trust transfer）的区别在于：信任转移指的是一个主体对某事物已产生的信任随情境变化而改变，而信任传递则是主体依赖其他主体的行为或态度建立信任。

信任传递研究始于网络安全问题，用于解决分布式网络的节点身份识别认证。在电子商务和社交网络领域，运用信任传递理论研究推荐系统成为热点，系统通过用户行为结合信任传递推断用户隐式信任关系进而做出推荐，如在线医疗健康社区中，系统可以根据患者关注的疾病推荐值得信任的医生。曾宇颖和郭道猛（2018）发现在线健康社区中起信任传递作用的医生的在线口碑显著正向影响患者择医行为。

信任传递是人类感知陌生事物可信度的重要方式，在线心理健康社区中的患者可以借鉴他人的经验建立信任机制，如依赖心理医生的在线口碑。因此，提出如下假设。

H4-3：心理医生的在线口碑通过信任传递作用显著正向影响患者线上初始信任。

4.2.4　群体趋同

1. 群体趋同效应的含义

群体趋同效应（groups convergence effect）指个体在群体中其他个体的影响下

形成自己的偏好、信念和观点，并且与大多数人一致。群体趋同效应和传统意义上的从众（conformity）是有区别的，前者强调个体形成自己的观点并与群体一致；后者指个体依照其他个体的行为，有意识或无意识做出相似的行为。

本章将群体趋同效应定义为，在线心理健康社区的患者用户由于所在患友群体影响自己对心理医生的感知，进而更容易产生和其他个体一致的健康行为或态度。

2. 群体趋同效应的作用机制

群体因素，是在线心理健康社区中个体所在的特定群体的特征，这些特征会对个体产生较大影响，本章关注群体规模所产生的群体趋同效应。在线心理健康平台允许医生开设患友会，由已接受该医生诊疗服务的患者组成，患者可以自由沟通，分享看病经验，交流心得。当患者在浏览网站上某医生的信息时，具有相似病情的用户的评价将影响该患者对医生的信任，进而影响患者行为。

Walther 等（2002）发现，随着群体规模增加，该群体产生的社会性影响会使群体趋同的倾向增加，群体对个体的影响增强。在线心理健康社区中具有相似经历的患者越多，患者所感知到的群体规模也就越大，对建立信任的影响也就越大。因此，提出如下假设。

H4-4：群体规模通过群体趋同效应显著正向影响患者线上初始信任。

4.2.5 医患交互

1. 医患交互行为的含义

医患交互行为是指医生和患者沟通和交流的双向行为，旨在通过双方间友好的交流互动实现和谐医患关系。目前国内发展较好的医患交流平台有好大夫在线、春雨医生等，国外有 Patients Like Me 等。医生和患者作为在线健康社区的重要角色，其在线交互行为备受学者关注，见表 4-2。

表 4-2　医患在线交互相关文献归纳总结

作者	时间	内容
胡蓉等	2018	发现医患在线交互对患者感知价值有积极作用
童瑞玲等	2019	医患在线交互有助于 ESD（endoscopic submucosal dissection，内镜黏膜下剥离术）直肠癌患者出院后延续护理服务
程莎莎	2018	医患在线交互促进直肠癌造口术后患者延续护理服务
刘家莲和王红兰	2017	医患在线交互能提高患者服药依从性
马骋宇	2016	实证研究好大夫在线医疗社区医患交互行为，提出促进"互联网＋医疗"的政策建议
史海青	2014	在线医疗社区有助于医患双方基于患者病情交互，且患者行为是影响医患交互的主要因素

综上，在线医疗社区中的医患交互对于改善医患关系、促进医疗健康服务效果有积极作用。

2. 医患交互行为对信任发展的作用机制

本章关注医患在线交互行为对初始信任转化为持续信任的影响。在线心理健康社区中，患者建立对心理医生的初始信任后，便进入信任发展的第二阶段，部分患者通过和心理医生在线交流互动将初始信任转化为持续信任。

在线健康社区场景下，医患交互主要受到医生和患者双方的影响。患者病情的发展程度、患者性格等因素都会影响医患在线交互，史海青（2014）认为患者是医患活动的主导者，患者行为是医患互动的主要影响因素。在线心理健康社区场景，医患交互过程中，患者越努力促进交互，对交互过程越重视，越可能产生良好的效果，初始信任继续发展的可能性就越大，因此，本章提出以下假设。

H4-5a：医患交互的患者线上努力显著正向影响患者线上持续信任。

在交互过程中，心理医生的回复频率、回复内容及回复速度等会影响交互的效果。这些可以看作医生为促进医患交互所做出的努力，表现了医生对患者友善的态度，这能够增强患者对医生的信任，本章提出以下假设。

H4-5b：医患交互的心理医生线上努力显著正向影响患者线上持续信任。

基于以上理论研究及假设，本书提出在线心理健康社区患者信任构建的理论模型，如图 4-1 所示。

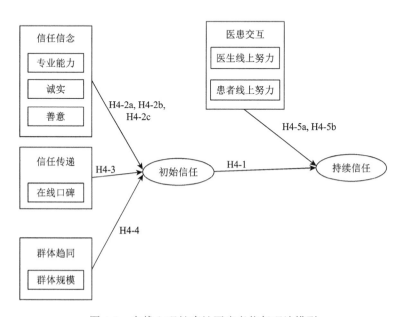

图 4-1　在线心理健康社区患者信任理论模型

4.3 实 证 分 析

4.3.1 数据收集

本章通过网络爬虫收集数据，数据来源于好大夫在线。好大夫在线成立于 2006 年，是国内领先的互联网医疗社区平台，也是国内最大的医患交互平台之一，合作医院主要为三甲医院，医生活跃度高，运营模式成熟而且数据丰富，是代表性的在线医疗健康社区。

本章所需的数据来源于"好大夫在线＞心理咨询＞推荐医生"页面及每位心理医生的个人网站[①]，采用 Python 编程语言编写爬虫工具，收集所需数据。本章所选取的因变量为一段时间内的每位心理医生新增咨询患者的数量及新增诊后报到患者的数量，因此分两期收集数据。第一期数据收集于 2019 年 11 月 19 日，首先在"推荐医生"页面采集每位心理医生的"个人网站"网页链接；其次按照上述链接，分别进入每位医生的个人网站，采集姓名、职称、医院、综合推荐热度、在线问诊量、个人网站数据统计（包括总访问、昨日访问、总文章、总患者、总诊后报到患者、患者投票、感谢信、虚拟礼物及网站开通时间）、临床经验、患友会成员数及患友咨询医患对话数目。第二期数据收集于 2019 年 12 月 20 日。

截至 2019 年 11 月 19 日，好大夫在线心理咨询推荐医生共 853 位，其中三级甲等医院医生共 753 位，主治医师及以上（主治医师、副主任医师及主任医师）共 820 位。为控制医院等级对研究结果的影响，本章选取样本为来自三级甲等医院的职称为主治医师及以上的全部心理医生，通过数据清洗，剔除患者咨询数量或者诊后报到数量缺失的心理医生的数据，最终得到 725 条数据记录作为研究样本。

4.3.2 变量说明及描述性分析

基于上述假设及好大夫在线平台的数据特征，本章分别定义以下测量变量。

1. 患者线上信任

在电子商务领域，学者将信任界定为用户的购买意愿，本章将患者线上信任定义为在线心理健康社区患者用户的择医意愿。在好大夫在线健康社区中，患者

---

① 信息采集时间为 2019 年 11 月 19 日。

咨询行为发生反映了患者对该心理医生的初始信任已经建立。因此本章通过医生的新咨询的患者的增量对患者线上初始信任进行测量。

持续信任建立在初始信任基础之上，反映了信任由初始形成至稳定存在的演化过程。好大夫在线健康社区中，诊后报到指患者通过与医生在线交互，进一步增强对医生及自身病情的了解后而采取的线上或者线下行为，有助于医生后续对其进行随诊。因此本章通过诊后报到患者的增量对医生获得的患者持续信任进行测量。

2. 心理医生的专业能力、诚实及善意

医生的临床职称一般是根据医生的学历水平、工作经验及专业资格考试认证的不同进行级别划分，是医生专业知识及业务能力的表现。因此，本章采用心理医生的临床职称对其专业能力进行测量。

好大夫在线健康社区中的每位医生可以自愿选择是否在其个人网站主页公布自己的真实临床经验，由于缺乏面对面的沟通，存在较大的信息风险，向患者披露真实的信息体现了一种诚实的态度。因此，本章采用心理医生披露临床经验对其诚实进行测量。

好大夫在线健康社区允许医生自由选择是否发布文章以科普医学知识，帮助患者提升健康素养。撰写并发布科普文章体现了医生为主动帮助患者而付出的努力。赵宸元等（2017）认为当代理人付出一定程度的努力，那么他（她）是友善、值得信任的。因此，本章采用心理医生在线发布的文章数量对其善意程度进行测量。

3. 在线口碑

医生的在线口碑是所有患者经验的积累。好大夫在线社区允许患者对医生评分及发表评论，并基于所有评论计算"综合推荐热度"。因此，本章采用心理医生的综合推荐热度对其在线口碑进行测量。

4. 群体规模

患者对好大夫在线健康社区的医生建立初始信任受到所处的患者群体即患友会的影响。患友会中的患者可以互相交流，医生也可以参与话题讨论。本章认为群体规模通过群体趋同效应影响患者初始信任的建立。群体规模是指某医生患友会的规模。

5. 医生线上努力及患者线上努力

根据社会互动理论，医患交互促进信任建立。交互过程中，医患线上努力，包括双方回复频率、回复速度及回复内容等，会影响交互效果，进而影响患者信

任。因此，本章通过医生在患者咨询过程中发送的消息平均数目，对医生线上努力进行测量；通过患者在咨询过程中发送的消息平均数目，对患者线上努力进行测量。

6. 控制变量

在线健康社区场景下，除上述因素，患者在建立对医生的信任的过程中，还有一些其他的影响因素，如医生个人网站开通时间。因此，本章的控制变量为心理医生开通好大夫在线个人网站的时间。对各变量的取值说明汇总见表4-3。

表4-3 变量定义与取值

研究变量		测量变量	变量说明
患者线上信任	初始信任（IT）	新咨询的患者的增量	新咨询的患者的增量（2019年11月19日至12月20日）
	持续信任（CT）	诊后报到患者的增量	诊后报到患者的增量（2019年11月19日至12月20日）
信任信念	专业能力（Ab）	心理医生的临床职称	主治医师＝1，副主任医师＝2，主任医师＝3
	诚实（Ig）	心理医生披露临床经验	披露＝1，未披露＝0
	善意（Be）	心理医生在线发布的文章数量	心理医生发布文章的数量
信任传递	在线口碑（Or）	综合推荐热度	好大夫平台对医生的综合推荐热度
群体趋同	群体规模（Gs）	患友会的规模	加入患友会的患者总数
医患交互	医生线上努力（Pse）	医生消息平均数量	患者咨询过程中，医生发送消息的平均数目
	患者线上努力（Pae）	患者消息平均数量	患者咨询过程中，患者发送消息的平均数目
控制变量	个人网站开通时间（OT）		个人网站开通时间至2019年11月19日的天数

本章样本量为725条数据，对采集到的数据进行描述性分析，结果如表4-4、表4-5所示。

表4-4 样本描述性统计（等级变量）

变量	类型	人数/人	百分比
医生职称	主治医师	198	27.3%
	副主任医师	259	35.7%
	主任医师	268	37.0%
披露临床经验	是	260	35.9%
	否	465	64.1%

表 4-5　样本描述性统计（连续变量）

变量	均值	最大值	最小值	标准差	偏度
初始信任	18.38	275	0	34.27	3.68
持续信任	9.01	199	0	20.64	4.48
善意	21.36	892	0	53.86	8.49
在线口碑	3.99	5.0	3.4	0.34	0.69
群体规模	1668.79	27747	1	3192.09	4.22
医生线上努力	2.54	17.78	0.00	1.76	1.92
患者线上努力	8.79	219.08	0.00	10.81	11.80
个人网站开通时间	2345.65	4277	41	1204.90	-0.08

由表 4-4 可知，好大夫在线健康社区中三甲医院的医生大多具有较高的职称，37.0%的医生是主任医师，这也反映出患者具有信任较高职称医生的倾向；关于医生披露临床经验，可以发现样本中披露临床经验的心理医生占 35.9%，这提示好大夫在线健康社区管理方可以适当采取激励措施，鼓励医生披露真实的临床经验。

从表 4-5 可以发现，初始信任和持续信任呈偏态分布；善意、持续信任、群体规模及患者线上努力呈明显的偏态分布，偏度较大。因此，对这些连续变量采取对数转化，转化规则为 $\ln(x+1)$，转换后的数据描述性统计分析如表 4-6 所示，对数化后的数据偏度均在-1 至 1。

表 4-6　对数化后样本描述性统计（部分连续变量）

变量	均值	最大值	最小值	标准差	偏度
初始信任（ln IT）	1.87	5.62	0.00	1.51	0.284
持续信任（ln CT）	1.17	5.30	0.00	1.39	0.841
善意（ln Be）	1.90	6.79	0.00	1.55	0.306
群体规模（ln Gs）	6.10	10.23	0.69	1.91	-0.584
患者线上努力（ln Pae）	2.06	5.39	0.00	0.63	0.242
医生线上努力（ln Pse）	1.15	2.93	0.00	0.489	-0.322

此外，关于医患交互，可以发现，在患者咨询过程中医生发送的消息数目明显少于患者，这表明医生线上努力明显小于患者线上努力。

4.3.3 假设检验

本章采用多重线性回归分析的方法进行假设检验，分别以初始信任和持续信任作为因变量，建立回归模型，使用 IBM SPSS Statistics 24 进行分析。

1. 初始信任的影响因素分析

本章建立关于初始信任影响因素的线性回归模型，因变量为初始信任（ln IT），自变量为心理医生专业能力、诚实、善意，在线口碑，群体规模及控制变量个人网站开通时间。

$$\ln IT = \beta_0 + \beta_1 Ab\_2 + \beta_2 Ab\_3 + \beta_3 Ig + \beta_4 \ln Be + \beta_5 Or + \beta_6 \ln Gs + \beta_7 OT + \varepsilon$$

其中，IT 为初始信任；Ab_2 为副主任医师；Ab_3 为主任医师（以"主治医师"为参考组，将心理医生专业能力哑变量量化处理）；Ig 为诚实；Be 为善意；Or 为在线口碑；Gs 为群体规模；OT 为个人网站开通时间（控制变量）。

具体的回归分析结果如表 4-7、表 4-8 所示，模型 1 仅引入控制变量，模型 2 在模型 1 基础上引入自变量，由表 4-7 可以发现引入自变量后模型的解释力度增加，模型 2 的拟合效果较好（调整后 R^2 为 0.689）且该模型线性关系成立（F 值为 229.781）。从表 4-8 中可以看出所有因素的方差膨胀系数均小于 3，可认为模型中各自变量间的线性关系较弱。

表 4-7 模型总结（一）

模型	R	R^2	调整后 R^2	F 值	显著性
模型 1	0.081	0.007	0.005	4.763	0.029
模型 2	0.832	0.692	0.689	229.781	0.000

表 4-8 模型回归结果（一）

模型	非标准化系数		标准化系数	t 值	显著性	95%置信区间		共线性统计量	
	回归系数	标准误				下限	上限	容忍度	方差膨胀系数
模型 1	1.632	0.123		13.315	0.000***	1.391	1.872		
OT	0.000	0.000	0.081	2.183	0.029**	0.000	0.000	1.000	1.000
模型 2	−4.260	0.438		−9.727	0.000***	−5.119	−3.400		
Ab_2	−0.036	0.081	−0.011	−0.439	0.661	−0.195	0.124	0.648	1.543
Ab_3	0.173	0.085	0.055	2.025	0.043**	0.005	0.340	0.593	1.686
Ig	1.408	0.078	0.447	17.995	0.000***	1.255	1.562	0.695	1.438

模型	非标准化系数		标准化系数	t 值	显著性	95%置信区间		共线性统计量	
	回归系数	标准误				下限	上限	容忍度	方差膨胀系数
ln Be	−0.006	0.026	−0.007	−0.247	0.805	−0.057	0.045	0.602	1.660
Or	0.991	0.125	0.220	7.922	0.000***	0.746	1.237	0.557	1.797
ln Gs	0.285	0.025	0.361	11.342	0.000***	0.236	0.334	0.425	2.351
OT	−4.633E−5	0.000	−0.037	−1.542	0.124	0.000	0.000	0.748	1.336

注：因变量为 ln IT

***表示 $p<0.01$，**表示 $p<0.05$

由表 4-8，参照"主治医师"组，"主任医师"组的初始信任显著增强（回归系数为 0.173，$p = 0.043<0.05$）；心理医生的诚实对初始信任有显著的正向影响作用（回归系数为 1.408，$p<0.01$）。心理医生的在线口碑对初始信任具有显著的正向影响作用（回归系数为 0.991，$p<0.01$）。群体规模对患者初始信任的正向影响作用显著（回归系数为 0.285，$p<0.01$）。

综上所述，H4-2a、H4-2b、H4-3、H4-4 得到支持，H4-2c 未得到支持。

2. 持续信任的影响因素分析

本章建立关于持续信任影响因素的线性回归模型，因变量为持续信任，自变量为初始信任、医生线上努力及患者线上努力，控制变量为个人网站开通时间。

$$\ln CT = \beta_0 + \beta_1 \ln IT + \beta_2 \ln Pse + \beta_3 \ln Pae + \beta_4 OT + \varepsilon$$

其中，CT 为患者持续信任；Pse 为医生线上努力；Pae 为患者线上努力；IT 为患者初始信任；OT 为个人网站开通时间（控制变量）。

回归分析结果如表 4-9、表 4-10 所示，模型 1 仅引入控制变量，模型 2 在模型 1 基础上引入自变量。表 4-9 表明引入自变量后模型解释力度增加，模型 2 的拟合效果较好（调整后 R^2 为 0.667），且该模型线性关系成立（F 值为 363.750）。从表 4-10 中可以看出所有因素的方差膨胀系数均小于 4，可认为模型中各自变量间的线性关系较弱。

表 4-9　模型总结（二）

模型	R	R^2	调整后 R^2	F 值	显著性
模型 1	0.027	0.001	−0.001	0.513	0.474
模型 2	0.818	0.669	0.667	363.750	0.000

表 4-10　模型回归结果（二）

模型	非标准化系数		标准化系数	t 值	显著性	95%置信区间		共线性统计量	
	回归系数	标准误				下限	上限	容忍度	方差膨胀系数
模型 1	1.238	0.113		10.921	0.000***	1.015	1.461		
OT	0.000	0.000	−0.027	−0.716	0.474	0.000	0.000	1.000	1.000
模型 2	−4.260	0.438		−9.727	0.000***	−5.119	−3.400		
ln IT	0.746	0.021	0.809	35.358	0.000***	0.704	0.787	0.879	1.137
ln Pse	−0.125	0.111	−0.044	−1.134	0.257	−0.343	0.092	0.305	3.279
ln Pae	0.153	0.085	0.069	1.803	0.072*	−0.014	0.319	0.313	3.195
OT	0.000	0.000	−0.090	−3.885	0.000***	0.000	0.001	0.857	1.167

注：因变量为 ln CT

***表示 $p<0.01$，*表示 $p<0.1$

由表 4-10 可知，初始信任对持续信任的正向影响作用显著（回归系数为 0.746，$p<0.01$），这与事实相符，患者对医生的初始信任越强，越有利于初始信任的维持进而转化为持续信任。患者线上努力对患者持续信任有显著的影响作用且为正向影响（回归系数为 0.153，$p=0.072<0.1$）。

综上所述，H4-1、H4-5a 得到支持，H4-5b 未得到支持。

4.3.4　结果

本章提出了 8 个研究假设建立患者信任构建的理论模型，并通过多重线性回归分析验证假设，根据分析结果，部分假设得到支持，假设验证情况汇总如表 4-11 所示。

表 4-11　假设验证情况汇总

研究假设	验证结果
H4-1：患者初始信任显著正向影响持续信任	支持
H4-2a：心理医生的专业能力显著正向影响患者线上初始信任	支持
H4-2b：心理医生的诚实显著正向影响患者线上初始信任	支持
H4-2c：心理医生的善意显著正向影响患者线上初始信任	不支持
H4-3：心理医生的在线口碑通过信任传递作用显著正向影响患者线上初始信任	支持
H4-4：群体规模通过群体趋同效应显著正向影响患者线上初始信任	支持
H4-5a：医患交互的患者线上努力显著正向影响患者线上持续信任	支持
H4-5b：医患交互的心理医生线上努力显著正向影响患者线上持续信任	不支持

4.4　讨论与研究结论

4.4.1　初始信任的影响因素

结果表明，心理医生的专业能力、诚实、在线口碑及群体规模是初始信任的显著正向影响因素。而心理医生的善意对初始信任的影响不显著，H4-2c 未得到支持。

本章发现心理医生的专业能力和诚实是初始信任的显著正向影响因素，这与已有研究一致。心理医生的临床职称代表了他们的专业能力，这是影响患者感知和行为的重要因素。如果心理医生披露真实的临床经验，可以在一定程度上降低在线医疗健康服务的不确定性，有助于患者选择更合适的医生，更容易获得患者信任。

本章结果表明心理医生的善意对初始信任的影响并不显著，这与之前的研究不符。有研究表明，心理医生的善意显著影响患者的择医行为。这可能是由于医患矛盾越来越突出，随着社交媒体的发展，越来越多的医患冲突事件被报道，患者不愿意相信心理医生的善意。这还可能与存在心理健康问题的患者本身特殊性有关。已有研究表明，这类患者悲观，难以感知来自家人、朋友等他人的爱和善意。因此，这类患者可能更难以感知在线心理健康社区中心理医生的善意，本章可能为患者易产生人际不信任现象的可能原因提供了实证支持。对于信任传递理论，本章实证结果表明，心理医生的在线口碑对初始信任有显著的正向影响，与之前的研究一致。心理医生的在线口碑代表了所有患者对心理医生的综合评价。通过信任传递效应，患者可以通过心理医生的在线口碑感知他人的信任，进而促进潜在的信任。此外，我们发现患者群体规模对初始信任有显著的正向影响，与已有研究相符。

4.4.2　持续信任的影响因素

结果表明，在信任发展的第二阶段，即维持患者初始信任并转化为持续信任，初始信任及患者线上努力是显著正向影响持续信任的显著因素。而医生线上努力对持续信任的影响并不显著，H4-5b 未得到支持。患者的在线持续信任基于初始信任，这与已有研究相符。同时，这符合事实，当初始信任更强、更稳固时，信任更容易得到维持。

本章表明，在医患交互中，患者线上努力对持续信任有显著的正向影响，这与已知研究一致。但是，本章结果并不支持心理医生线上努力显著影响持续信任的假设，与社会互动理论不符。这可能是因为医患交互过程不同于其他社会互动。史海青（2014）认为，患者在医患互动中起主导作用，患者行为是影响医患互动的主要因素。与心理医生行为相比，患者对医患互动的影响更显著。此外，好大夫在线平台为患者提供了图文咨询、语音咨询及视频咨询等多种方式。受上述平台特点的限制，我们无法得到所有的咨询内容，在衡量心理医生和患者的努力程度时未考虑具体的回复内容和回复及时性。因此，可能会出现虽然心理医生在咨询过程中发布了较多回复，但存在回复内容质量较差的现象，而这反而会降低患者信任。

4.4.3　本章小结

在好大夫在线心理健康社区场景下，本章探讨并实证检验患者线上信任的显著影响因素。患者信任的建立过程包括初始信任和持续信任两个阶段。实证结果显示，心理医生的专业能力、诚信、在线口碑和群体规模对初始信任有显著的正向影响，而初始信任和患者线上努力对持续信任正向影响作用显著。较差的善意感知能力可能是存在心理健康问题患者易产生人际不信任现象的原因。

为改善医患关系，增强医疗服务的效果，心理医生应当提升临床专业能力，向患者披露真实的临床信息，如临床经验，帮助患者选择合适的医生。此外，在患者咨询过程中，心理医生应该鼓励患者积极表达自己的真实想法及感受，促进以患者为中心的医患交互，并科学管理患友会。对于心理健康平台，要完善监督和激励机制，鼓励医生向患者披露真实的临床个人信息及提高咨询过程中回复的质量和及时性。而患者应该积极与医生沟通，这有助于提升其心理健康水平。

本章参考文献

陈松林. 2006. 信任源理论在医患关系管理中的运用[J]. 中华医院管理杂志（12）：826-828.

程莎莎. 2018. 医患互动微信平台对促进直肠癌造口术后患者延伸护理服务的意义探讨[J]. 中国医科大学学报，47（4）：376-378.

邓朝华，洪紫映. 2017. 在线医疗健康服务医患信任影响因素实证研究[J]. 管理科学，30（1）：43-52.

胡蓉，陈惠芳，徐卫国. 2018. 移动医疗服务中医患互动对患者感知价值的影响——以知识共享为中介变量[J]. 管理科学，31（3）：75-85.

胡湘明，冯小茹. 2002. 基于网络技术上的青年心理在线咨询[J]. 青年探索，（2）：48-49.

李德玲，吴燕琳. 2012. 信任源理论对构建医患关系信任机制的启示[J]. 医学与社会，25（8）：17-19.

李玲玲. 2014. 基于 B/S 在线心理咨询系统设计与实现[J]. 计算机光盘软件与应用，17（22）：265-266.

廖卫华，彭小孟. 2005. 人工智能在线心理咨询方式的研究[J]. 赣南师范学院学报，（3）：66-68.

刘家莲，王红兰. 2017. 微信医患互动平台联合丙戊酸镁缓释片对双相障碍躁狂发作患者治疗依从性的影响[J]. 临床精神医学杂志，27（6）：394-396.

马骋宇. 2016. 在线医疗社区医患互动行为的实证研究——以好大夫在线为例[J]. 中国卫生政策研究，9（11）：65-69.

明易. 2016. 多视角下医患信任影响因素研究[D]. 青岛：青岛大学.

欧阳民. 2010. 基于 Web 的高校在线心理咨询系统设计[J]. 科技广场，（11）：39-43.

彭雅楠，席居哲，左志宏. 2017. 互联网＋背景下心理服务类 APP 的现状、问题及展望[J]. 中国临床心理学杂志，25（2）：309，333-336.

茹丽洁，向慧君. 2013. 基于本体的心理咨询专家系统构建[J]. 情报探索，（12）：105-108.

史海青. 2014. 在线医疗社区参与者使用行为及其对患者健康影响研究[D]. 哈尔滨：哈尔滨工业大学.

童瑞玲，孙春梅，倪继红. 2019. 医患互动微信平台在 ESD 治疗结直肠癌患者出院后延续护理中的应用[J]. 医药高职教育与现代护理，2（5）：374-377.

王波. 2013. 基于 Asp. net2.0 心理咨询平台实现[J]. 信息技术，37（1）：115-117，120.

王俊叶. 2012. 高校在线心理咨询平台的系统设计[J]. 中国教育技术装备，（9）：97-98.

曾宇颖，郭道猛. 2018. 基于信任视角的在线健康社区患者择医行为研究——以好大夫在线为例[J]. 情报理论与实践，41（9）：96-101，113.

赵宸元，蒲勇健，潘林伟. 2017. 链式多重委托-代理关系的激励——基于完全理性与过程性公平偏好模型的比较[J]. 中国管理科学，25（6）：121-131.

赵锡凤. 2006. 论我国高校心理咨询 Blog 平台的创建[J]. 扬州大学学报（高教研究版），（4）：12-14.

Christianson B，Harbison W S. 1997. Why isn't trust transitive？[C]. Cambridge：Security Protocols：International Workshop on Security Protocols：171-176.

Corritore C L，Kracher B，Wiedenbeck S. 2003. On-line trust：concepts，evolving themes，a model[J]. International Journal of Human-Computer Studies，58（6）：737-758.

Li G，Zhou X M，Lu T，et al. 2016. SunForum：understanding depression in a Chinese online community[C]. San Francisco：Computer Supported Cooperative Work and Social Computing.

Nie J-B，Cheng Y C，Zou X，et al. 2018. The vicious circle of patient-physician mistrust in China：health professionals' perspectives，institutional conflict of interest，and building trust through medical professionalism[J]. Developing World Bioethics，18（1）：26-36.

Walther E，Bless H，Strack F，et al. 2002. Conformity effects in memory as a function of group size，dissenters and uncertainty[J]. Applied Cognitive Psychology，16（7）：793-810.

Zhang R W，Eschler J，Reddy M. 2018. Online support groups for depression in China：culturally shaped interactions and motivations[C]. London：Computer Supported Cooperative Work：327-354.

Zhou J J，Zuo M Y，Ye C. 2019. Understanding the factors influencing health professionals' online voluntary behaviors：evidence from YiXinLi，a Chinese online health community for mental health[J]. International Journal of Medical Informatics，130：UNSP 103939.

第三篇　患者行为研究

第 5 章　在线健康社区患者择医行为：
来自微医的证据

医疗资源分布不均和医疗资源稀缺是我国医疗卫生行业长期存在的一个问题，它使得部分地区的患者不能及时获得高质量的医疗服务，随着信息技术的发展，这种问题得到了缓解。与传统线下的医疗服务模式相比，在线健康社区提供的是一个网络平台，在平台上用户可以就医疗健康问题进行交流、信息分享、问答咨询等。同时，在线健康社区也提供了一个在线医疗服务的平台，用户可以根据自身需求选择合适的医生进行咨询就诊。

对于医生和在线健康社区的运营者来说，患者的主动采纳和使用是维持整个在线咨询业务运行的关键。尽管学术界对于患者移动健康服务采纳行为有比较丰富的研究成果，但是目前与患者在线择医行为相关的研究比较少。基于此背景，本章从实证角度分析患者择医的行为动机，从而在理论上丰富了在线健康社区患者择医的影响因素相关研究。了解在线健康社区患者制定择医决策的关键因素，可以帮助在线健康社区平台改善其网站设计和运营政策并提高运营效率，提高网站的用户体验，从而促进患者对于在线健康社区的使用，提高在线健康社区的普及率。

5.1　研　究　现　状

5.1.1　在线健康社区

在线健康社区是一个为用户提供与健康相关的信息交流、经验分享、咨询问答和社会支持的网络平台。主要的在线健康社区有 WebMed、HealthCloud、Patients Like Me 等，国内有好大夫、春雨医生、微医等，它们的核心功能包括在线沟通、信息分发、健康咨询等，其对于用户的健康管理、疾病控制有积极的作用。在线健康社区研究可分为：用户健康信息行为研究、健康信息质量研究、健康信息隐私研究、在线健康社区的社会价值、在线健康社区的建设与运营等。目前学术界对于在线健康社区给用户带来的益处讨论较多，包括使用在线健康社区有助于帮助患者了解他们的症状和治疗方法，给参与成员以情感支持，提高用户的自我效能感和自尊感等。这些益处提高了患者管理自身健康的能力，使他们能更有效地使用健康服务。

5.1.2　用户采纳行为

信息系统领域的学者一直对在线健康社区的用户采纳话题有浓厚的兴趣，相关的研究也层出不穷，如 Guo 等（2016）研究了移动健康采纳行为中的个性化服务与用户隐私之间的两难问题，Ozdemir 等（2011）发现在医生采纳移动健康监测（mobile health monitoring，MDM）系统时，期望的收益和期望的 MDM 系统服务及信息质量是预测医生采纳系统的主要因素；在患者对个人健康记录的采纳的研究中发现，即使 EHR（electronic health record，电子健康病历）系统将增加消费者剩余（consumer surplus），特别是在存在提供者异质性和近视性消费者的情况下，医疗保健提供者也可能没有以电子方式共享患者病历的动机。Deng 等（2014）基于价值态度行为模型和计划行为理论（theory of planned behavior）的视角对中国的中老年群体的移动健康服务采纳行为进行研究，发现感知价值、态度、感知行为控制是预测中年群体采纳意图的主要因素。同时基于技术接受模型的视角，学者发现信任、感知有用性和感知易用性正向影响患者的移动健康采纳意图。上述学者的研究内容主要集中于用户对于在线健康服务的采纳行为的影响因素。另有学者研究了使用在线健康社区给用户带来的益处，如 Chung（2014）发现在线健康互助小组成员可以使用多种功能来满足自己的需求，对于在线工具的使用有助于满足小组成员情感支持的需求；Rodgers 和 Chen（2005）通过对在线乳腺癌公告板上 33 200 个帖子的女性留言进行内容分析，发现患乳腺癌的女性患者参加网络小组的好处包括接收和发送健康信息、接收和给予社会支持、产生对乳腺癌的乐观情绪从而提高对抗疾病的能力。陈渝等（2014）发现，习惯对采纳信息系统的用户的持续使用行为具有显著影响，并且其对满意、系统使用方便性、系统使用重要性、便利条件及持续性承诺与系统持续使用行为之间的关系有着明显的中介作用。周涛等（2009）基于整合 TTF（task-technology fit，任务技术适配）和整合型科技接受模型的视角对用户的移动银行采纳行为进行研究，发现任务/技术匹配度显著影响绩效期望，而技术特征显著影响努力期望，因此改进任务/技术匹配度，可以促进用户对移动银行的采纳。

5.1.3　患者在线择医

在线医疗服务采纳行为关注用户采纳并持续使用信息服务的动机和影响因素。吴江和李姗姗（2017）发现社会支持、成就需要和感知信任对用户信息服务使用意愿具有显著促进作用，感知风险对使用意愿有显著的消极作用，另外性别可以调节其影响。张李义和李慧然（2018）发现用户在贡献知识时的自我效能和利他愉悦会显著正向影响使用意愿。另外，王文韬等（2017）基于扎根理论对用户使用意愿进行分析，发现隐私计算、感知有用性、感知易用性和服务质量都影响着用户的使用意愿。同时，健康素养被发现是一个重要的影响因素，但已有研究普遍忽视了健康素养对用户采纳健康信息服务的影响。

在线医疗社区的使用过程会产生大量信息，这些信息包含用户重要的隐私，包括用户的年龄、性别和病情生理特征等。但作为医疗服务方的医生为了能更好地了解用户的病情、给出精确的诊断，必须知道用户的隐私，这种信息披露行为发生的重要条件是信任。研究发现，信任和互惠可以增加自我披露，而隐私风险会减少自我披露。另外，集体主义倾向也会增加自我披露意愿。我国相关研究主要是利用社会交换理论解释用户的自我披露行为，张星等（2016）发现用户的感知收益（个性化服务和情感支持）和感知成本影响用户的信息披露态度，而信息披露态度、互惠规范和知觉行为控制影响用户的信息披露意愿。王瑜超和孙永强（2018）发现信任与感知风险存在显著负向影响关系，与自我表露意愿存在正向关系，并且认为当信任足够抵消因个性化服务、互惠规范等因素导致的感知风险时，隐私权衡就不会发生。与前者相反，他们同时发现互惠规范与感知风险存在正向关系，这说明在线平台的互惠规范并非总是积极的。

在线医疗服务中医生的在线声誉、努力、问诊服务价格是预约量的显著影响因素。曾奕侨等（2017）研究微医上的在线评论行为影响因素，发现医生信誉对患者是否写反馈有显著影响，另外医院信誉对前者的影响有调节作用。梁俏等（2017）收集好大夫上的患者在线咨询信息，研究发现医生线上努力、在线声誉对患者咨询量有显著影响，同时医生同事的线上努力或声誉对医生本人努力或声誉与患者咨询数的关系起着负向调节作用。

在线健康社区的普及改善了医院之间的不平衡竞争，使得慢性病患者从中受益；通过参与在线健康社区，提高了患者的个人健康管理效用。目前，学术界对于患者的健康服务采纳与健康信息搜寻行为研究较多，成果丰富。但是对于患者择医的研究较少，为了填补这个空缺，本章着重研究在线健康社区中患者如何制定择医决策。Zhang 等（2018）发现在线健康社区中，对医生服务不满意的患者理由并不一致，妇产科医师和内科医师收到的负面评价较多。在负面评论中，与医疗咨询持续时间不足有关的投诉、对医生的不耐烦行为和认为治疗效果差的负面评论较多。

本章研究的患者在线择医行为特指患者利用信息工具线上对医生进行选择，而传统择医行为主要研究患者在线下的医疗机构对医疗服务提供者的选择，两者的差异在本章中不做讨论。

5.2　理论基础与模型设计

5.2.1　在线健康社区概述

随着互联网技术的发展，Web2.0 时代的移动互联网技术为在线的健康信息搜寻和获取提供了基础，越来越多的人选择使用互联网获取疾病和健康有关的信息。

在线健康社区作为新技术的产物，随着信息技术的进步也迎来了相应的蓬勃发展。在线健康社区为患者和家人提供了方便和快捷地了解疾病、寻求和提供社会支持的方式。在线健康社区作为一种虚拟的在线社区，打造了患者在线与其他人或者医生沟通的平台，提供了有关健康和疾病的知识，共享了医疗护理经验。

在线健康社区作为一种新兴的医疗平台，主要解决的是人民日益增长的健康需求和医疗资源分配问题之间的矛盾。我国医疗卫生行业存在诸多尚未解决的痛点，这些问题阻碍着医疗服务的有效和均衡获取。二级甲等医院长期处于超负荷运行状态，而其他医院却缺少患者。作为医生，由于行业门槛较高，经验较少的医生收入不高，同时任务较重；而经验丰富的医生则会经常面对轻症患者，而不是与之能力匹配的疑难杂症的患者。以上医疗行业中存在的问题，恰好给在线健康行业带来了机会。

在线健康社区作为全新的健康医疗技术，对患者来说有多种益处。研究表明，将互联网技术与医疗相结合，可以提高患者参与自身医疗保健活动的积极性，促使他们成为医生和护理工作人员的积极的配合者。另外，基于在线环境的医患交流，是除面对面的医院咨询交流以外，少数的额外医生和患者的交流渠道。对于医生群体来说，在线健康社区提供了一个知识协作的平台，部分医生可以组建一个群体或者加入其他的医生团队，以此提高他们的个人资本，这种增加个人资本的新服务模式已经被广泛采用。由于医疗服务的高不确定性和风险性，医生组成的医疗团队通过知识协作减少这种不确定性，从而提高服务质量。

作为典型的在线健康社区网站，微医起步于 2010 年成立的挂号网，截至 2018 年，微医囊括了全国 2700 多家重点医院、24 万名医生，实名注册用户数超过 1.6 亿，微医已经成为我国最大的在线健康平台之一。

作为在线健康平台，微医提供的主要服务包括在线问诊、预约挂号、急速问诊等在线问诊服务，还包括疾病百科查询等健康知识服务。在网站上，患者主要通过在搜索框输入疾病名、科室名、医院名或者医生名来搜索自己想要的医生，并对其进行付费的一对一咨询。当一个初诊患者进入微医主页后，可以看到在线问诊、预约挂号等功能模块，点击这些模块后，患者可以看到相应模块下的医生列表。

微医会根据浏览者的 IP（internet protocol，网际协议）地址自动为患者分配患者所在城市的医院内的医生，经过这一步后，患者可以通过微医提供的医院、专科和病种筛选医生，接下来，患者可以根据这一步筛选精确到擅长某种疾病的或者某个指定医院的某科室的医生。然后，患者根据这些医生的初步信息，选择相应的医生并进入到他的主页。

在主页中，患者可以看到所选医生的更详细的信息，包括目前的问诊量、目前的预约量、图文问诊价格、视话问诊价格等。这些信息将帮助患者做出最终的择医决策。对于在微医注册的医生来说，他们可以开通的医疗服务包括在线预约挂号、图文问诊、视话问诊和服务包等，通过提供这些服务他们可以从中收获患者的良好评价和网站提供的一定的经济报酬。在面临选择何种问诊服务时，对于一个使用电子设备进行医疗服务的患者来说，图文问诊和视话问诊的区别在于：图文问诊是通过文字和图片的形式给医生留言，医生利用在医院门诊坐诊以外的时间回答患者关于健康的问题。这种图文形式的优点是对时效性的要求不高，患者不用提前预约，就可以对医生进行询问。而视话问诊则不同，进行视话服务之前，患者需要先提前预约医生空闲的时间段，另外进行视话问诊需要患者有能够进行视频交流的通信工具。而视话问诊的优势在于，医生能够看到患者本人，这有利于医生对患者的初步诊断。

5.2.2　患者的在线择医行为

医疗服务是一种高可信服务，因为医疗服务具有高度的不确定性和风险性，同时医疗行业从业者需要受过严格的医学教育并具备专业的医学知识，而这些是普通患者所不具备的，患者一般很难直接评估医生提供的医疗服务质量。而在线医疗服务中，患者可以通过在线健康网站上的信息来选择医生。

在线健康社区为患者提供大量的信息，包括之前就诊患者对医生的评价、医生与患者交流的信息、患者之间互相提供的情感支持等。在线健康信息可以通过帮助患者管理疾病，缓解疾病给其带来的精神压力和紧张情绪，促进他们的医疗决策。Xiao 等（2014）调查了在线健康社区中影响用户信息采纳和信息搜索行为的因素，发现可获取性会影响在线健康信息搜索。Jin 等（2016）应用 ELM（elaboration likelihood model，详尽可能性模型）来研究在线健康社区中的信息质量，发现情感支持和来源信誉对采用医疗信息的可能性的积极影响。

在线健康社区中，患者可以根据网站上的信息来选择医生。实际上，在线健康社区对于患者选择可靠的医生来说越来越重要。Hanauer 等（2014）通过调查美国 2137 名受访者发现，59%的人认为在线健康社区中的医生评价"非常重要"，有 35%的人在过去一年中根据良好的评分选择医生。Yang 等（2015）证实，患者生成的信息和系统生成的信息反映了医生服务过程的质量和服务结果的质量，从而有助于帮助患者选择医生。通过查看医生的主页，患者可以了解医生的具体情况、专业背景及其所提供治疗的有效性。另外，患者可以通过该网站进行留言提问，医生可以对患者的问题和疑虑提供迅速、高质量的答复，以说服患者进一步咨询他（她）。

5.2.3　在线口碑

口碑对于市场营销者来说是一种有效的工具，它是影响消费者购买决策的主要因素之一。Mothersbaugh 等（2019）认为口碑交流是一种使消费者共享信息和意见，引导消费者购买或者远离特定的产品、品牌和服务的过程。口碑被认为是最有用的消费者信息来源之一，因为它包含的是来自同为消费者的群体的意见和经验而不是商业公司的生成的消息。

随着互联网的流行，新媒体作为信息渠道的兴起，越来越多的消费者使用 Web 2.0 技术，如在线论坛、消费者评论网站还有社交媒体等来发表对某件产品的评价或意见。事实上，如今越来越多的消费者能够在网上发表他们对于特定产品或服务的想法、意见和感受。在线口碑的定义经过了众多研究者的发展和改进。Litvin 等（2008）从传统的口碑概念发展出了在线口碑的定义：所有通过基于互联网的技术针对消费者的非正式通信，都与特定商品和服务的使用或特征有关。Litvin 等（2008）描述的定义相对有点宽泛，Hennig-Thurau 等（2004）提供了一个更加集中的定义，该定义限制了在线口碑类别的范围并指定了在线口碑提供者和接收者的范围，他们将在线口碑定义为潜在、实际或之前的客户对产品或公司的任何正面或负面陈述，这些陈述可通过网络供众多人和机构使用。调查显示，在做出购买决策之前，消费者对在线评论的信任程度实际上要高出对传统媒体的信任，并且在线生成的评论会显著影响消费者的购买决策。随着在线口碑重要性的提高，了解客户的在线口碑行为对市场营销专业人员来说变得更加有用。为了研究消费者在线口碑行为的细节，在线消费者心理的研究人员集中于在线口碑如何影响消费者的决策过程。

在线口碑对销售业绩的影响一般是相对积极的，有研究发现，在线书评的改善导致了网站的书籍销量增加，并且一星差评对销量的影响大于五星好评。在酒店行业中，食物的质量对消费者传播积极的口碑产生了正面影响，其动机是消费者希望帮助酒店宣传，而消费者对酒店的满意度会触发正向口碑。Derbaix 和 Vanhamme（2003）对 100 名根据最近的购买经历被确定为中上阶层的消费者进行了调查，发现在消费过程中"惊喜"的强度与口碑量呈正相关。与之相对的，也有研究讨论了负面的口碑对消费者行为的影响。Laczniak 等（2011）研究了负面的口碑对个人电脑购买决策的影响。消费者在对产品或服务的看法发生变化之前，已经考虑了信息来源，特别是负面信息。因此，很多变量会影响口碑，进而影响消费者行为。Charlett 等（1995）发现，正面和负面的口碑都会影响消费者的购买可能性和对产品的态度，而负面的口碑对消费者的购买可能性和对产品的态度的影响要强于正面的口碑。Sweeney 等（2014）则发现正面的口碑比负面的口碑更有效，积极的口碑对人们使用服务的意愿的影响更大。总的来说，正面的和负面的口碑对于消费者行为的影响十分显著。

5.2.4　信息不对称与信号理论

Stiglitz（2000，2002）认为有两种信息不对称。在第一种情况下，一方不完全了解另一方的特征；在第二种情况下，一方担心另一方的行为或行为意图。这两种信息不对称都很重要。Weiss（1995）在提出信号理论的过程中，利用劳动力市场对教育的信号功能进行了建模。潜在的雇主缺乏有关求职者素质的信息，因此，求职者将出示受教育证明以表明他们的素质，从而减少信息不对称。Spence（1974）的模型与人力资本理论形成了鲜明的对比，因为他过分强调了教育在提高工人生产率中的作用，而将注意力集中在教育上，以此来传达应聘者原本无法观察到的特征。

Kirmani 和 Rao（2000）提供了一个例子来说明基本的信号模型。作者区分了两个实体：高质量的公司和低质量的公司。例中的公司知道自己的真实质量，但外部人（例如，投资者、客户）却不知道，因此存在信息不对称。每家公司都有机会向员工传达或不传达自己的真实质量。当高质量的公司发出信号时，它们会收到收益 A，而当它们没有发出信号时，它们会收到收益 B。相反，低质量的公司在发出信号时会收到收益 C，而没有发出信号时则会得到收益 D。当 A>B 和 D>C 时，发信号是高质量公司的可行策略。在这种情况下，高质量公司被激励发出信号，而低质量公司则没有动力，这导致了分离的均衡。在这种情况下，员工能够准确地区分高素质和低素质的公司。相反，当两种类型的公司都受益于信号传递（即，A>B 和 C>D）时，就会产生集中均衡，而局外人此时则无法区分两种类型的公司。

经济学家举出了几个例子来证明这种关系。例如，他们假设公司债务和股利代表了公司质量的信号。根据这些模型，只有高质量的公司才能长期支付利息和股息。相反，低质量的公司将无法维持此类收益。因此，此类信号会影响外部观察者（如贷方、投资者）对公司质量的看法。

信号也被在线公司广泛使用。例如，网站本身的质量是公司产品质量或卖方质量的信号。信息技术功能是在线社区的质量信号，可能会影响用户的信任和参与。在线商店可以发送给客户的信号包括批准印章、隐私披露和退货政策。发送这些信号会带来更好的销售业绩或用户信任度。还有其他一些研究人员研究了买家发送的在线市场信号，来自其他购买者的信号包括基于行动的社交信息（消费者购买记录）和基于意见的社交信息（消费者评论），基于行动的社交信息比基于意见的社交信息更具影响力。

5.2.5　医疗服务价格与服务质量

纵观我国医疗卫生行业，医疗资源短缺和医疗资源分布不均共同导致了医疗资源的难以获得，这给人民的健康生活带来了消极影响，而在许多影响公众医疗服务需求的因素中医疗服务价格是关键。根据现有的经济学研究，在消费市场中，作为买方，消费者仅拥有不完整的关于商品质量的信息，而卖方则掌握了关于商品质量的确切信息。消费者都喜欢为高质量的商品买单，但他们在市场中可能缺乏判断商品质量的信息，这就是消费市场中的信号不对称。对于医疗服务市场来说，这种患者（买方）与医疗服务提供者（卖方）之间的信息不对称是导致医疗行业乱象的因素之一。

信号理论提出了一种解决市场中信息不对称的方法。Spence（1974）认为，如果高质量产品的卖家能够找到某种活动，为此付出的成本较低质量产品的卖家的低，作为一种高质量的信号，他可能会从这种活动中得到报偿。即使买家没有意识到这种活动的潜在成本差异，他们也会了解到这种信号与较高质量相关，因而愿意支付一份额外的款项。因此，无论是发信号还是不发信号，只要某种交易的边际成本对于较高质量产品的卖家来说是较低的，就会出现某种均衡，买家完全能够根据卖家发出的信号水平推测产品质量的高低。目前我国在线医疗服务市场尚处于初期阶段，此时消费者对市场熟悉程度比较低，市场上产品的性价比不稳定，这时候，价格和质量仍是影响消费数量的主要变量，信号理论仍是适用的。

由于在线健康社区中具有较高服务水平的医生往往具有较高的技术职称，可以认为这类医生是稀缺的医疗资源，因此需要更高的价格才能获得。同时，价格作为在线健康社区医生服务质量的信号，较高的价格通常意味着更好的医疗服务质量，拥有较高服务价格的医生更加容易受到患者的青睐。

5.2.6　感知疾病风险

与那些低风险疾病患者相比，患有高风险疾病患者的健康状况可能较差。高风险疾病患者将更加担心，并且会因寻找更高质量的医师而受到更多的激励。此外，高风险疾病患者比低风险疾病患者需要更高的服务质量。

相比于低风险疾病患者，高风险疾病患者可能更有动机进行更多的认知努力以选择更好的医生。这些患者可能会选择提供更高服务质量的医生，而不是仅仅提供更高投票热度的医生。医生服务质量对不同疾病患者的影响差异很大。高风险疾病患者可能比低风险疾病患者对医生服务的各项属性更为敏感。例如，心脏病患者相比感冒发烧的患者需要更快的反应和更详细的沟通。此外，高风险疾病患者比低风险疾病的患者在身体和心理上承受的痛苦更大，他们因此渴望获得高质量的医疗服务。

5.3　研究假设与模型构建

5.3.1　研究假设

本章的主要研究内容是患者择医行为的影响因素，从前文的总结归纳可以看出，医生的在线口碑、服务价格和疾病风险是患者择医行为的潜在影响因素。下文将在理论基础之上发展出本章的假设。

在线口碑对于患者来说是一种来自其他患者的信息，相比于医生公布的或者在线健康社区公布的信息在线口碑更加有用。在线健康社区中，医生在每次的医疗服务结束后都会得到患者的评分，多次评分的累计会给医生带来一个具体的在线评分。在线评分对于患者的择医决策可能具有影响力。消费者研究中经常基于动机来分析信息的搜索和考虑行为的差异，可用于理解在线口碑对消费者搜索和考虑的潜在影响的两个理论模型是精化可能性模型和启发式系统模型。两者都集中于论证的思想量，提出了详尽的论述。当消费者处理信息的动机很高时，在线口碑可能只会作为一个额外的"参数"，将其与其余可用信息一起仔细考虑，而当消费者处理信息的动机很低时，在线口碑是一个简单快捷的决策线索。对于患者来说，由于医学的专业性，患者在选择医生的过程中面对繁杂和晦涩的信息时，处理信息的动机相对较低，而在线口碑此时提供了一个可靠的线索，可以帮助患者找到可靠的医生。因此提出如下假设。

H5-1a：医生的在线口碑对于在线问诊量增量有正向的影响。

H5-1b：医生的在线口碑对于在线预约量增量有正向的影响。

由于医疗服务市场存在信息不对称，患者在购买服务之前对于医疗服务质量并不能做出准确判断，为了解决这一问题，患者（买方）需要积极的价格信号来判断医生的服务质量。而在线健康服务与之类似，付费的在线健康服务即使在消费者购买以后，也无法直接观察到服务的价值和类型。由于价格与感知质量之间的相关性，许多消费者从广义上看待价格，根据之前的研究，他们使用价格作为质量线索。Rao 和 Monroe（1989）总结了有关价格与感知质量关系的研究结果，研究了价格、品牌名称或商店名称对购买者的产品感知质量的影响。结果表明，价格和品牌名称对感知质量的影响都是正向的。由于医疗服务涉及患者自身的健康和生命安全，具有高度的不确定性和风险，属于高可信服务，选择错误可能造成严重后果，做出错误选择的风险很高。因此，价格更高的医疗保健服务可以提高患者的信心，并有可能增加交易量，患者普遍需求高质量的医疗服务。在中国，由于医疗资源的稀缺性，特别是高质量的医疗资源尤其稀缺，这种资源一般集中在经济较为发达地区的大型三甲医院，因此为了获得这种高质量的医疗资源，患者需要付出额外的价格。一般来说，可以认为，高质量的医疗服务一般需要更高的价格，而更高的价格可能导致更多的患者选择，因此假设如下。

H5-2a：医生的服务价格对于在线问诊量增量有正向影响。

H5-2b：医生的服务价格对于在线预约量增量有正向影响。

用户的个人特性会影响其在线信息搜索行为，对于患者来说，在制定择医决策时，不同疾病的患者处于不同的身体和心理的状态。对信息的偏好不仅与人们的信息搜索行为有关，而且与他们的认知和情感状态有关，监测方式通常与更高的忧虑和焦虑水平及更高的保证要求相关。例如，Miller（1995）发现，在癌症筛查中，具有监控应对方式的患者更加担心并为自己的癌症风险感到困扰。Caldwell（1991）发现，Krantz 健康意见调查评分较高的患者比那些评分较低的患者在术前更加焦虑，因为他们倾向于关注高风险疾病的负面影响。Mahler 和 Kulik（1995）在男性冠状动脉搭桥患者中发现了相似的相关性：Krantz 健康意见调查评分较高的患者经历了更多的社交和情绪问题，因此，他们需要更多的信息来减少不确定性和情绪唤起。患高风险疾病的患者由于健康状态较差，会有更大的动机选择好的医生，并且由于高风险疾病需要更专业的诊断和更精准的治疗，因此高风险疾病患者更倾向于选择高质量的医疗服务。因此假设如下。

H5-3a：疾病风险对于在线口碑与在线问诊量增量的关系有正向调节作用。

H5-3b：疾病风险对于在线口碑与在线预约量增量的关系有正向调节作用。

H5-4a：疾病风险对于服务价格与在线问诊量增量的关系有正向调节作用。

H5-4b：疾病风险对于服务价格与在线预约量增量的关系有正向调节作用。

5.3.2　研究模型

本章假设在线口碑对医生在线问诊量增量和在线预约量增量有积极影响，服务价格对在线问诊量增量和在线预约量增量有积极影响，患者的疾病风险对于在线口碑和在线问诊量增量与在线预约量增量的影响有正向调节作用，患者的疾病风险对于服务价格和在线问诊量增量与在线预约量增量的影响有正向调节作用。总结以上假设，本章构建出了在线口碑、服务价格与患者择医之间影响关系的理论模型，如图 5-1 所示。

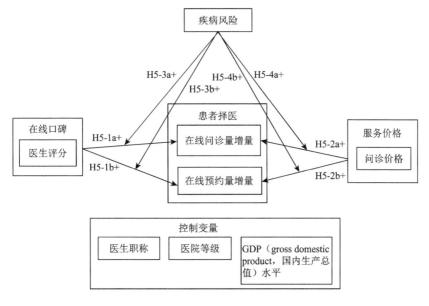

图 5-1　患者择医影响因素假设模型

+ 正向作用

5.4　实 证 分 析

5.4.1　数据收集

微医是一家大型的在线健康社区网站，它为用户提供了在线实时医疗健康服务，内容主要包括：在线问诊、预约挂号、专家团队、健康管理等。微医连接了全国 2700 多家重点医院和超过 1 万名三甲医院的医生，截止到 2018 年，微医上的注册用户超过 1.6 亿人，用户来自全国各地，微医的数据为本章提供了一个可靠的研究样本。

本书利用网络数据收集技术，即使用网络爬虫软件，对微医上 2019 年 10 月 28 日和 2020 年 5 月 15 日两个时间点的部分医生主页的信息（包括医生职称、医生所在医院、医生当前时间节点的总问诊量、医生当前时间节点的总预约量、医生的评分等数据）进行收集。收集到的数据涉及的地区包括上海、北京、山东、广东、江苏、浙江、湖北、湖南和重庆，总样本包括 9997 名医生。数据的收集分为两次，两个节点收集到的数据类型一致。通过 Python 对所收集到的数据进行数据清洗工作，去除包含缺失值样本，对偏态的变量取对数处理，并用两次收集到的因变量之差作为因变量的增量。

5.4.2　变量测量与分析

经过数据清洗以后，纳入最终分析的样本有 2794 个。本章探讨的是医生的在线口碑、服务价格对患者择医的影响，同时探讨了疾病风险对于价格因素与医生问诊量之间的调节作用。为了研究患者择医行为，患者在选择医生时做决策的影响因素，本章使用两次收集到的数据中特定医生的在线问诊量的差值来衡量。因为在线健康平台中，患者选择指定的医生作为医疗服务提供者，通过付费咨询的方式获得医疗服务，医生通过每次服务的收费获取一定收益。为了衡量疾病风险对于医生在线口碑的影响，本章选择用患者对医生的评分来衡量，在网页中评分的取值范围是 0 分至 10 分；对于服务价格，本章采取医生开通的图文在线问诊价格的对数来衡量。同时，在模型中还纳入了其他可能影响患者选择的变量：医生职称（主任医师、副主任医师、主治医师）、医生评分、医院等级（三级甲等、其他医院），以及医院所在省区市的 2018 年人均 GDP，数据来自国家统计局。这些变量在研究模型中被用来控制医生身份属性对患者选择的影响。

对于等级变量，本章采取了哑变量的转换：对于疾病风险，依照《中国卫生健康统计年鉴》，把死亡率较高的肺癌、肝癌等癌症定义为高风险疾病，并赋值为 1；把死亡率较低的高血压、糖尿病等慢性疾病定义为低风险疾病，并赋值为 0。医生职称由高级到基础分为主任医师、副主任医师和主治医师等，将职称为主任医师的样本定义为高级别职称，并赋值为 1；将职称为非主任医师，即职称为副主任医师和主治医生等定义为低级别职称，并赋值为 0。为了衡量 GDP 水平，以 2018 年国家统计局的统计数据作为衡量地区人均 GDP 的标准，将样本中的 GDP 水平中位数作为基准，将高于中位数水平的样本定义为高 GDP 水平，并赋值为 1，将低于中位数水平的样本定义为低 GDP 水平，并赋值为 0（表 5-1）。

表 5-1　变量名称与变量描述

变量名称		变量代码	描述
因变量	在线问诊量增量	Consult	医生的在线问诊在两个时间点之间的差值
	在线预约量增量	Appointment	医生的在线预约量在两个时间点之间的差值
自变量	医生评分	Ratings	医生主页显示的评分，范围是 0～10 分
	服务价格	Price	医生的在线图文问诊价格的对数
调节变量	疾病风险	DiseaseRisk	疾病严重程度，高风险疾病 = 1，低风险疾病 = 0
控制变量	医生职称	Status	主任医师 = 1，非主任医师 = 0（副主任医师、主治医师）
	医院等级	HosTitle	医院的等级，三甲医院 = 1、其他医院 = 0
	人均 GDP	GDP	医院所在城市的 GDP

变量统计（表 5-2）显示，对于因变量在线问诊量增量与在线预约量增量，均值与标准差在合理范围内；医生职称有 1407 个样本为主任医师（50.4%），有 1387 个样本为副主任医师或主治医师（49.6%）；而对于医院等级来说，样本中几乎 95.9% 的医院为三甲医院；另外，对变量进行取对数处理后，变量的均值和方差都在合理范围以内。为了避免多重共线性的问题，本章进行了变量之间的相关性检验，检验结果显示（表 5-3、表 5-4）各变量之间的相关系数在合理范围之内，结果显示研究变量之间的相关性很低，表明存在可接受的多重共线性，这一结果保证了模型的准确性。

表 5-2　变量描述性统计结果

变量		频次	百分比	均值±标准差
在线问诊量增量（log）				3.6±1.6
在线预约量增量（log）				4.8±1.8
医生职称	主任医师	1407	50.4%	
	非主任医师	1387	49.6%	
医院等级	三甲医院	2679	95.9%	
	其他医院	115	4.1%	
人均 GDP				11.3±2.9
服务价格（log）				4.3±0.8
医生评分				9.6±0.4
疾病风险	高风险疾病	303	10.8%	
	低风险疾病	2491	89.2%	

表 5-3　患者择医影响因素相关系数矩阵（一）

变量编号	变量名称	1	2	3	4	5	6	7
1	在线问诊量增量	1.000						
2	医生职称	0.017	1.000					
3	医院等级	0.161**	0.010	1.000				
4	人均 GDP	0.305**	−0.028	−0.061**	1.000			
5	服务价格	0.224**	0.222**	0.158**	0.376**	1.000		
6	医生评分	0.163**	−0.200**	−0.040*	0.004	−0.137**	1.000	
7	疾病风险	0.018	0.061**	0.072**	0.040*	0.074**	0.077**	1.000

注：使用了 Pearson 相关分析计算变量之间的相关性

**在 0.01 水平（双侧）上显著相关；*在 0.05 水平（双侧）上显著相关

表 5-4　　患者择医影响因素相关系数矩阵（二）

变量编号	变量名称	1	2	3	4	5	6	7
1	在线预约量增量	1.000						
2	医生职称	−0.002	1.000					
3	医院等级	0.129**	0.010	1.000				
4	人均GDP	0.384**	−0.028	−0.061**	1.000			
5	服务价格	0.334**	0.222**	0.158**	0.376**	1.000		
6	医生评分	−0.109**	−0.200**	−0.040*	0.004	−0.137**	1.000	
7	疾病风险	0.046*	0.061**	0.072**	0.040*	0.074**	0.077**	1.000

注：使用了 Pearson 相关分析计算变量之间的相关性

**在 0.01 水平（双侧）上显著相关；*在 0.05 水平（双侧）上显著相关

5.4.3　回归模型构建

为了检验本章假设中的直接效应和调节效应，预测患者对医生的选择的影响因素，分别以在线问诊量增量和在线预约量增量为因变量构建了回归方程：

$$\ln(\text{Consult}) = \beta_0 + \beta_1 \ln(\text{Ratings}) \times \text{DiseaseRisk} + \beta_2 \ln(\text{Price}) \times \text{DiseaseRisk}$$
$$+ \beta_3 \text{Status}_{\text{high}} + \beta_4 \ln(\text{GDP}) + \beta_5 \text{HosTitle} \qquad (5\text{-}1)$$
$$+ \varepsilon_i$$

$$\ln(\text{Appointment}) = \beta_0 + \beta_1 \ln(\text{Ratings}) \times \text{DiseaseRisk} + \beta_2 \ln(\text{Price}) \times \text{DiseaseRisk}$$
$$+ \beta_3 \text{Status}_{\text{high}} + \beta_4 \ln(\text{GDP}) + \beta_5 \text{HosTitle} \qquad (5\text{-}2)$$
$$+ \varepsilon_i$$

在以在线问诊量增量作为因变量的回归方程中，Consult 为医生的在线问诊量在两个时间点之间的差值，在以在线预约量增量为因变量的回归方程中，Appointment 为医生的在线预约量在两个时间点之间的差值。β_0 为方程的截距项，$\beta_1 \sim \beta_5$ 为回归系数，ε_i 为残差项。Price 为医生的服务价格；Status 为医生职称，主任医师 = 1，非主任医师 = 0；GDP 为医院所属地区 2018 年的人均 GDP；HosTitle 为医院等级。

5.4.4　模型检验

本章利用最小二乘回归对模型依次进行了三次回归检验，全部检验结果展示在表 5-5、表 5-6 中。其中，第一列为纳入回归模型的变量名称，包括医生职称（Status）、医院等级（HosTitle）和人均 GDP（GDP）三个控制变量，这一步是为了仅使用控制变量来对模型进行估计。第二列纳入了参与主要效应的变量，即医生评分（Ratings）和服务价格（Price）。最后，纳入了调节变量疾病风险（DiseaseRisk），并检验了疾病风险对于医生评分和服务价格因素对在线问诊量增量的影响的调节作用。结果显示，调整后的 R^2 值和 F 值是符合预期并且显著的，对于两个模型，R^2 值分别为 0.171 和 0.213，表明模型拟合较好。

表 5-5　在线问诊量增量作为因变量的回归模型（$N = 2794$）

变量	模型 1	模型 2	模型 3
常数	0.339（0.180）*	−8.044（0.765）***	−7.866（0.795）***
医生职称	0.076（0.055）	0.114（0.057）**	0.118（0.057）**
医院等级	1.416（0.139）***	1.314（0.139）***	1.348（0.139）***
人均 GDP	0.169（0.009）***	0.145（0.010）***	0.146（0.010）***
服务价格		0.226（0.040）***	0.199（0.042）***
医生评分		0.806（0.075）***	0.796（0.078）***
疾病风险			−5.229（3.032）*
疾病风险×服务价格			0.296（0.115）**
疾病风险×医生评分			0.387（0.295）
R^2	0.126	0.167	0.171
F 统计	134.388***	112.138***	71.562***

注：本章报告了标准化回归系数，并在括号中报告了标准误
***表示 $p<0.01$，**表示 $p<0.05$，*表示 $p<0.1$

表 5-6　在线预约量增量作为因变量的回归模型（$N = 2794$）

变量	模型 4	模型 5	模型 6
常数	0.789（0.202）***	3.991（0.854）***	4.102（0.889）***
医生职称	0.028（0.062）	−0.201（0.063）***	−0.206（0.063）***
医院等级	1.382（0.156）***	1.032（0.155）***	1.010（0.056）***
人均 GDP	0.240（0.011）***	0.193（0.011）***	0.192（0.011）***
服务价格		0.455（0.044）***	0.466（0.046）***
医生评分		−0.433（0.083）***	−0.448（0.087）***
疾病风险			0.291（3.391）
疾病风险×服务价格			−0.115（0.129）
疾病风险×医生评分			0.036（0.330）
R^2	0.171	0.212	0.213
F 统计	191.848***	149.978***	94.034***

注：本章报告了标准化回归系数，并在括号中报告了标准误
***表示 $p<0.01$

　　本章在表5-5中汇报了回归方程式（5-1）的估计结果。模型1仅包含控制变量，模型2则纳入了主效应，模型3将调节效应也纳入了回归方程。从模型3中可以看出，医生职称与在线问诊量的增加有显著的正向关系（$\beta = 0.118$，$p < 0.05$），相较于副主任医师和主治医师而言，主任医师的在线问诊量更有可能增加。同时，医院等级（$\beta = 1.348$，$p < 0.01$）和人均GDP（$\beta = 0.146$，$p < 0.01$）也对在线问诊量的增加有显著的正向影响。对于服务价格而言，医生的服务价格越高，在线问诊量越有可能增加（$\beta = 0.199$，$p < 0.01$）。

　　同时，医生评分同样与在线问诊量的增加有显著的正向联系，医生评分越高，该医生的在线问诊量越有可能增加（$\beta = 0.796$，$p < 0.01$）。除了主效应和控制变量外，模型3还展示了调节效应。模型3中所有主效应的系数均显著且与模型2一致。疾病风险则对在线问诊量的增加有着显著的负向影响（$\beta = -5.229$，$p < 0.1$）。这说明较高的疾病风险往往会与在线问诊量的增加负向相关。而疾病风险对于服务价格和在线问诊量增量之间具有正向的调节作用，即患者的疾病风险会增加由服务价格因素所引起的在线问诊量增加的可能性。从模型的结果显示，相较于模型1和模型2而言，模型3调整后的R^2值最高，为0.171，具有较好的解释力度。

　　本章在表5-6中汇报了回归方程式（5-2）的估计结果。模型4仅包含控制变量，模型5则纳入了主效应，模型6将调节效应也纳入了回归方程。从模型6中可以看出，医生职称与在线预约量增量有显著的负向关系（$\beta = -0.206$，$p < 0.01$），相较于副主任医师或主治医师而言，主任医师的在线预约量增加的概率较低。同时，医院等级（$\beta = 1.010$，$p < 0.01$）和人均GDP（$\beta = 0.192$，$p < 0.01$）对在线预约量的增加有显著的正向影响。对于服务价格而言，医生的服务价格越高，在线预约量越有可能增加（$\beta = 0.466$，$p < 0.01$）。同时，医生评分与在线预约量的增加有显著的负向联系，医生评分越高，该医生的在线预约量越不可能增加（$\beta = -0.448$，$p < 0.01$）。然而，模型6的调节效应均不显著。从模型的结果显示，相较于模型4和模型5而言，模型6调整后的R^2值最高，为0.213，具有较好的解释力度。

　　为了保证模型预测结果稳健，本章对原模型进行了稳健性分析。主要方法为，将原模型中服务价格的测量项从医生的图文问诊价格替换为视话问诊价格。表5-7为替换变量后的回归结果。R^2和F值在合理范围内，并且F值显著（$p < 0.01$），对于主要解释变量和调节变量来说，回归模型中的结果和稳健性检验的结果基本一致，表明本书结果基本稳健。

表 5-7　模型稳健性检验

变量	在线问诊量增量	在线预约量增量
常数	1.773（0.617）***	−5.745（0.675）***
医生职称	0.007（0.054）	0.075（0.052）

续表

变量	在线问诊量增量	在线预约量增量
医院等级	1.152（0.120）***	1.015（0.082）***
人均 GDP	0.209（0.009）***	0.120（0.009）***
服务价格	0.265（0.046）***	0.102（0.040）**
医生评分	−0.191（0.057）***	0.651（0.064）***
疾病风险	−2.231（2.587）	−4.241（2.828）
疾病风险×服务价格	0.439（0.171）**	0.262（0.154）*
疾病风险×医生评分	0.010（0.242）	0.293（0.269）
样本总量	3890	4543
R^2	0.172	0.100
F 统计	100.730***	63.188***

注：本章报告了标准化回归系数，并在括号中报告了标准误

***表示 $p < 0.01$，**表示 $p < 0.05$，*表示 $p < 0.1$

5.5　研究结论与小结

5.5.1　研究结论

结果显示，医生职称（$\beta = 0.118$，$p < 0.05$）、医院等级（$\beta = 1.348$，$p < 0.01$）和人均 GDP（$\beta = 0.146$，$p < 0.01$）对医生的在线问诊量增加有显著的正向影响；同时医生职称（$\beta = -0.206$，$p < 0.01$）对医生在线预约量的增加有负向影响，医院等级（$\beta = 1.010$，$p < 0.01$）和人均 GDP（$\beta = 0.192$，$p < 0.01$）对医生的在线预约量的增加有显著正向影响，这与之前的研究是相符的。对于本章的主效应来说，医生评分（$\beta = 0.796$，$p < 0.01$）对于在线问诊量的增加有显著正向影响，因此 H5-1a 被支持；医生评分（$\beta = -0.448$，$p < 0.01$）对于在线预约量的增加有负向显著影响，这与 H5-1b 医生评分对于医生的在线预约量有正向影响不相符，因此 H5-1b 不被支持；对于服务价格这一因素，结果显示医生的服务价格（$\beta = 0.199$，$p < 0.01$）对于在线问诊量的增加有显著正向影响，这代表服务价格较高的医生有更多的在线问诊量增量，因此 H5-2a 被支持；医生的服务价格（$\beta = 0.466$，$p < 0.01$）对于在线预约量的增加有显著的正向影响，代表服务价格更高的医生容易获得更多的在线预约量增量，因此 H5-2b 被支持。

在调节效应中，疾病风险对在线问诊量的增加有着显著的负向影响（$\beta = -5.229$，$p < 0.1$），代表较高的疾病风险往往会与在线问诊量的增加负向相关。而疾病风险对于服务价格和在线问诊量增加之间具有显著的正向的调节作用，即

患者的疾病风险会增加由服务价格因素所引起的在线问诊量增加的可能性，因此H5-4a 被支持；而疾病风险对于在线预约量增量的影响并不显著，同时疾病风险对于服务价格和在线预约增加量之间的调节作用并不显著，因此 H5-4b 不被支持；疾病风险对于医生评分和在线问诊量增量之间调节作用不显著，因此 H5-3a 不被支持，疾病风险对于医生评分和预约量增量之间的调节作用也不显著，因此 H5-3b 也不被支持。

5.5.2　本章小结

本章探讨了服务价格及医生评分对于在线健康社区中在线问诊量增量和在线预约量增量的影响。通过利用从微医平台上收集到的数据进行了实证分析，本章选择了医生职称、医院等级及医院所在城市人均 GDP 水平作为控制变量，并考虑了疾病风险作为调节效应。本章发现服务价格对于在线问诊量和在线预约量的增加均有显著的正向影响。由于在线健康社区中具有较高服务水平的医生往往具有较高的技术职称，这也意味着其问诊的价格较高。在本章中，医生职称对在线预约量的增加量具有负向影响，这与之前研究不同。一个可能的解释是，选取了微医作为研究平台，而在微医平台中医生的职称越高，他所提供的线上预约号源越少，大部分号源集中于线下的医院预约，因此他的在线预约量增量较少。同时，服务价格作为在线健康社区医生服务质量的信号，较高的价格通常意味着更好的医疗服务质量，这也就导致了拥有较高服务价格的医生更加容易受到患者的青睐。而医生评分对于在线问诊量的增加有显著的正向影响，更高的医生评分通常意味着更好的在线口碑，更好的在线口碑对患者择医决策起到了关键的影响作用，因此患者选择在线问诊服务提供者时更加倾向于具有较高在线评分的医生。但医生评分对于在线预约量的增加则有显著的负向影响，这可能是由于在线问诊量的增加和在线预约量的增加并不同步，对于具有较高在线评分的医生而言，患者通常会倾向于立即进行在线问诊，而非预约。关于这点，需要后续的研究继续深入探讨。

同时，本章的调节效应显示，患者的疾病风险会增加由服务价格因素所带来的在线问诊量增加的可能性，这可能是由于具有较高疾病风险的患者通常会倾向于选择医疗服务质量较高的医生。具有不同健康问题的患者需要不同的服务方式，高风险疾病患者会受到自身疾病带来的心理和生理因素的影响，为了应对这些因素，高风险疾病患者需要比低风险疾病患者更高质量的服务。因此，医生提供的服务质量对高风险疾病患者的影响比低风险疾病患者的影响更大。

本章参考文献

陈渝，毛姗姗，潘晓月，等. 2014. 信息系统采纳后习惯对用户持续使用行为的影响[J]. 管理学报，11（3）：408-415.

梁俏，罗继锋，吴志艳. 2017. 在线医疗中医生努力与声誉对新增患者数的影响研究[J]. 中国卫生政策研究，
　　10（10）：63-71.

王文韬，谢阳群，刘坤锋. 2017. 基于扎根理论的虚拟健康社区用户使用意愿研究[J]. 情报资料工作，（3）：75-82.

王瑜超，孙永强. 2018. 服务和互惠规范对于在线医疗社区用户自我表露意愿的影响研究[J]. 情报科学，36（5）：
　　149-157.

吴江，李姗姗. 2017. 在线健康社区用户信息服务使用意愿研究[J]. 情报科学，35（4）：119-125.

曾奕侨，吴红，卢乃吉. 2017. 患者在线评论行为影响因素的实证研究——以挂号网为例[J]. 智慧健康，3（22）：
　　12-17，39.

张李义，李慧然. 2018. 基于互动视角的在线医疗问答患者用户使用研究[J]. 数据分析与知识发现，2（1）：76-87.

张星，陈星，侯德林. 2016. 在线健康信息披露意愿的影响因素研究：一个集成计划行为理论与隐私计算的模型[J].
　　情报资料工作，（1）：48-53.

周涛，鲁耀斌，张金隆. 2009. 整合 TTF 与 UTAUT 视角的移动银行用户采纳行为研究[J]. 管理科学，22（3）：
　　75-82.

Bjoernes C D，Laursen B S，Delmar C，et al. 2012. A dialogue-based web application enhances personalized access to
　　healthcare professionals—an intervention study[J]. BMC Medical Informatics and Decision Making，12：96.

Caldwell L M. 1991. The influence of preference for information on preoperative stress and coping in surgical
　　outpatients[J]. Applied Nursing Research：ANR，4（4）：177-183.

Charlett D，Garland R，Marr N. 1995. How damaging is negative word of mouth[J]. Marketing Bulletin，6（1）：42-50.

Chung J E. 2014. Social networking in online support groups for health: how online social networking benefits patients[J].
　　Journal of Health Communication，19（6）：639-659.

Deng Z H，Mo X T，Liu S. 2014. Comparison of the middle-aged and older users' adoption of mobile health services in
　　China[J]. International Journal of Medical Informatics，83（3）：210-224.

Derbaix C，Vanhamme J. 2003. Inducing word-of-mouth by eliciting surprise—a pilot investigation[J]. Journal of Economic
　　Psychology，24（1）：99-116.

Guo X T，Zhang X F，Sun Y Q. 2016. The privacy-personalization paradox in mHealth services acceptance of different
　　age groups[J]. Electronic Commerce Research and Applications，16：55-65.

Hanauer D A，Zheng K，Singer D C，et al. 2014. Public awareness，perception，and use of online physician rating sites[J].
　　The Journal of the American Medical Association，311（7）：734-735.

Hennig-Thurau T，Gwinner K P，Walsh G，et al. 2004. Electronic word-of-mouth via consumer-opinion platforms：what
　　motivates consumers to articulate themselves on the Internet？[J]. Journal of Interactive Marketing，18（1）：38-52.

Ho Y-X，O'Connor B H，Mulvaney S A. 2014. Features of online health communities for adolescents with type 1
　　diabetes[J]. Western Journal of Nursing Research，36（9）：1183-1198.

Jin J H，Yan X B，Li Y J，et al. 2016. How users adopt healthcare information：an empirical study of an online Q&A
　　community[J]. International Journal of Medical Informatics，86：91-103.

Kirmani A，Rao A R. 2000. No pain，no gain：a critical review of the literature on signaling unobservable product
　　quality[J]. Journal of Marketing，64（2）：66-79.

Laczniak R N，DeCarlo T E，Ramaswami S N. 2001. Consumers' responses to negative word-of-mouth communication：
　　an attribution theory perspective[J]. Journal of Consumer Psychology，11（1）：57-73.

Litvin S W，Goldsmith R E，Pan B. 2008. Electronic word-of-mouth in hospitality and tourism management[J]. Tourism
　　Management，29（3）：458-468.

Mahler H I M，Kulik J A. 1995. The development and validation of three videos designed to psychologically prepare patients for coronary bypass surgery[J]. Patient Education and Counseling，25（1）：59-66.

Miller S M. 1995. Monitoring versus blunting styles of coping with cancer influence the information patients want and need about their disease：implications for cancer screening and management[J]. Cancer，76（2）：167-177.

Mothersbaugh D L，Hawkins D，Kleiser S B. 2019. Consumer Behavior：Building Marketing Strategy[M]. New York：McGraw-Hill.

Nambisan P. 2011. Information seeking and social support in online health communities：impact on patients' perceived empathy[J]. The Journal of the American Medical Informatics Association，18（3）：298-304.

Ozdemir Z，Barron J，Bandyopadhyay S. 2011. An analysis of the adoption of digital health records under switching costs[J]. Information Systems Research，22（3）：491-503.

Rao A R，Monroe K B. 1989. The effect of price，brand name，and store name on buyers' perceptions of product quality：an integrative review[J]. Journal of Marketing Research，26（3）：351-357.

Rodgers S，Chen Q M. 2005. Internet community group participation：psychosocial benefits for women with breast cancer[J]. Journal of Computer-Mediated Communication，10（4）：1-27.

Ruiz-Moral R. 2010. The role of physician-patient communication in promoting patient-participatory decision making[J]. Health Expectations，13（1）：33-44.

Spence A M. 1974. Market Signaling：Informational Transfer in Hiring and Related Screening Processes[M]. Cambridge：Harvard University Press：143.

Stiglitz J E. 2000. Capital market liberalization，economic growth，and instability[J]. World Development，28（6）：1075-1086.

Stiglitz J E. 2002. Information and the change in the paradigm in economics[J]. The American Economic Review，92（3）：460-501.

Swan M. 2009. Emerging patient-driven health care models：an examination of health social networks，consumer personalized medicine and quantified self-tracking[J]. International Journal of Environmental Research and Public Health，6（2）：492-525.

Sweeney J，Soutar G，Mazzarol T. 2014. Factors enhancing word-of-mouth influence：positive and negative service-related messages[J]. European Journal of Marketing，48（1/2）：336-359.

Weiss R S. 1995. Learning from Strangers：The Art and Method of Qualitative Interview Studies[M]. New York：Free Press.

Wu H，Deng Z H. 2019. Knowledge collaboration among physicians in online health communities：a transactive memory perspective[J]. International Journal of Information Management，49：13-33.

Wu H，Lu N J. 2018. Service provision，pricing，and patient satisfaction in online health communities[J]. International Journal of Medical Informatics，110：77-89.

Xiao N，Sharman R，Rao H R，et al. 2014. Factors influencing online health information search：an empirical analysis of a national cancer-related survey[J]. Decision Support Systems，57：417-427.

Yan L，Tan Y. 2014. Feeling blue? Go online：an empirical study of social support among patients[J]. Information Systems Research，25（4）：690-709.

Yang H L，Guo X T，Wu T S. 2015. Exploring the influence of the online physician service delivery process on patient satisfaction[J]. Decision Support Systems，78：113-121.

Zhang W，Deng Z H，Hong Z Y，et al. 2018. Unhappy patients are not alike：content analysis of the negative comments from China's Good Doctor website[J]. Journal of Medical Internet Research，20（1）：e35.

第 6 章　医生线上努力与口碑对患者择医的影响：来自好大夫的证据

随着网络 2.0 技术的日益普及，越来越多的人选择在网上查询健康信息。自 21 世纪初以来，消费者已经能够通过网站获得医疗服务的评级并选择医生。医生评级网站（physician-rating websites，PRWs）是患者在接受咨询之前获取医生信息的一种方式。PRWs 收集并呈现关于患者经历的信息，以及他们是否对问诊经历感到满意。平台为患者提供了与医生讨论自身健康状况的机会，并使其能对医生服务质量进行评价。

PRWs 的发展使患者在接受医疗服务前能更便捷地获取信息和咨询医生。在全球范围内，参与和讨论 PRWs 的人数正在增加，许多人利用它分享自己的卫生保健经验，查找卫生保健信息，并对从卫生保健从业者那里获得的服务进行评级。为了使公众更了解卫生保健信息，调整卫生保健信息内容以适应卫生消费者不同的信息需求是非常重要的。

人们通过 PRWs 内置的在线查看功能获取关于医生质量的信息。所寻求的信息与医生的线上努力和声誉有关。医生线上努力可表示为医生花费在网络上的时间和精力。医生的声誉与患者对医生的总体能力或品质的看法有关，如诚实、能力和可靠性，通常以患者对所接受的医疗服务的积极评价来表示。本章对患者对医生的选择进行了调查，旨在探讨影响患者选择医生的因素。

6.1　理　论　基　础

6.1.1　医生的努力

Naylor 等（1980）将"努力"一词定义为"每单位时间内在某一行为上'花费'的能量"。在销售和市场营销领域，努力是指一个销售人员相对于另一个销售人员多花费在销售产品或服务上的时间和精力。努力对业绩的影响已被许多研究者考虑，在对销售人员的研究中，努力被认为是业绩的直接前因。由于服务是无形的，与制造产品相比，很难控制其质量。员工的言语和非言语行为对顾客对价值和服务质量的感知有很大的影响。在服务环境中，员工的努力更为重要，因为顾客对服务质量的评价往往与服务提供者的表现直接相关。社会交换理论通常用来解释各方之间的交换行为，个体行为的目的是利益最大化、成本最小化。这也适用于医患关系，从社会交换的角度来看，医生参与虚拟社区是一种社会交换行为，而患者向医生提供社会和经济回报以作为交换。

员工努力的可见性的增加通常会导致客户对质量的更高感知。员工在日常工作中的努力可以影响消费者对所接受服务的感知。如果员工被认为对他们的工作付出了额外的努力，那么他可能会从他们的客户那里获得更高的评级。员工的努力将影响消费者的研究和购买意愿，这对服务组织的整体绩效至关重要。这种努力的积极效果可能有助于提高消费者将来浏览和购买商品的可能性。由于在线医疗保健服务是服务领域的一部分，医生在诊疗过程中付出的努力，可以影响患者对服务质量的看法，并可能改变他们对医生的选择和意见。

Liu 等（2014）的研究表明，医生的努力是网上医生受欢迎程度的一个积极指标，也就是说，当医生对他们的服务表现出更大的努力时，他们就变得更受欢迎。当通过 PRWs 选择医生时，患者可以访问医生的主页并获得其他信息，如他们的个人博客、发表的文章和医患沟通记录。在这一阶段，患者对医生过去所做的努力有了一个认识，这可能会影响他们对医生的态度，从而影响他们选择医生的可能性。医生在网上对他们提供的服务表现出的更多努力可能会提高患者选择他们进行咨询的概率。因此，本章做出如下假设。

H6-1：患者更倾向于在线咨询数量更大的医生。

6.1.2　医生声誉

声誉的定义因研究领域的不同而不同。在市场上，声誉被理解为一个人会以某种方式行事的条件概率。早期关于声誉的研究主要集中在实验上，因为很难在现实世界中测量声誉。随着互联网和以用户为中心的在线社交工具的发展，声誉的度量方式也得到了发展，电子商务和电子健康网站上的声誉度量方法的开发也得到了大量的研究。由于个人或网站的较高声誉可以帮助消费者和供应商做出更好的决定，更有效地沟通，并提高合作率，声誉被认为在在线服务提供中发挥重要作用。声誉被认为是在移动市场影响消费者行为和卖家表现的最具影响力的因素之一。较高的声誉有助于减少信息不对称，降低消费者感知到的风险和不确定性。在社会交换理论领域中，声誉被认为是影响网络患者行为的重要因素。

许多研究人员已经探索了网络声誉在旅游、图书零售和在线拍卖等领域对销售的影响。以往的研究表明，声誉和销售之间存在相关性，一般来说，较高的网络声誉对销售有积极的影响。例如，Dewan 和 Hsu（2004）利用 eBay 上的数据发现，声誉对客户拍卖网站上的产品销售有显著影响。有研究通过对中国电子商务网站淘宝网的销售数据进行分析发现，卖家声誉对销量有正向影响。

在线声誉机制是在线交易的基础，它可以帮助消费者在购买前获得更详细的产品信息。由于医生对自身服务质量和患者健康状况的了解程度高于患者自身，因此在网上医疗市场中，信息不对称的情况可能会比较严重。如果没有 PRWs，患者无法在咨询前准确评估医生的服务质量，这可能导致其对医生相关信息的误解。同样，在线咨询体验可以降低信息不对称带来的风险，建立患者和医生之间的信任。因此，在线声誉机制也可以应用于医疗服务的提供。例如，在线提供的医疗服务可以让患者快速、客观地分享他们的经验。Jøsang（2008）的研究表明，良好的声誉系统可以应用于医疗服务，而来自患者家人和朋友的口碑在选择合适的医生时被认为是重要的（Hanauer et al.，2014）。在选择在线服务时，声誉在患者决策过程中发挥着重要作用，声誉被视为医生最有价值的属性之一。在医疗服务中，声誉也是一个重要的质量因素，因为患者在决定接受哪个医生治疗时，很大程度上依赖口碑。医生的网络声誉可以帮助患者选择合适的医生。如果一个医生在网络上有很高的声誉，那么患者就更有可能去咨询他，因此提出以下假设。

H6-2：患者更倾向于咨询在网上享有很高声誉的医生。

6.2　研　究　方　法

6.2.1　数据收集

数据来源于中国最大的在线公共卫生网站之一——好大夫在线平台（www.haodf.com）。截至 2017 年 6 月，有超过 7500 家医院和约 50 万名医生活跃在该网站上。平台信息表明，在线医生被分为 28 个大类和 100 多个科室。由于不同的科室提供不同的治疗和医患交流，选择一个科室进行研究，可以避免不同科室的干扰。由于我国面临人口老龄化的问题，患心脏相关疾病的人数较多，所以选择了心血管科。使用基于 Java 的程序，从 5996 名心血管医生的主页上收集数据。数据收集于 2017 年 2 月 25 日、4 月 27 日和 6 月 27 日，形成了一个纵向面板数据集（每两个时间点之间有 60 天的间隔）。匹配了三个不同阶段的医生的 URL（uniform resource locator，统一资源定位器）和姓名信息。结果表明，1363 名医生数据少于三个阶段（其中 698 名医生缺失了两个阶段的数据，665 名医生缺失了一个阶段的数据），三个阶段里有 472 名医生的缺失值超过 1 个，且 172 名医生存在一些异常值，剔除缺失值或异常值的样本，最终得到来自 878 家医院的4037 名医生的数据集。大约 46.54%（1879/4037）的医生是男性，22.94%（926/4037）的医生是女性，30.52%（1232/4037）的医生不能被识别。大多数医生（3856/4037，95.52%）在三级医院工作。其中约 36.22%（1462/4037）具有主任医师职称。研究中使用的医生特征如表 6-1 所示。

表 6-1　医生的人口统计学数据

医生特征		统计值	百分比
性别	男	1879	46.54%
	女	926	22.94%
	未注明	1232	30.52%
医院等级	三级医院	3856	95.52%
	二级医院	174	4.31%
	一级医院	7	0.17%
医生职称	主任医师	1462	36.22%
	副主任医师	1445	35.79%
	主治医师	917	22.71%
	住院医师	213	5.28%

医生的在线主页提供了关于医生的多种类型的信息，包括页面浏览量、投票数量、感谢信息数量和收到的虚拟礼物数量，患者可以获得不同类型的信息。

6.2.2　因变量

医生在 60 天内接受在线咨询的患者总数可以反映患者的选择，即与特定医生互动是患者选择的结果。

6.2.3　自变量

医生线上努力是通过他们对好大夫在线网站和患者的贡献来评估的，该网站用这个指标来表达医生的活动和参与度，从而帮助患者选择合适的医生。医生可以通过及时更新信息、发表文章进行科普、回答患者的问题来影响贡献的价值。这些行为可以表明医生在在线评分网站上投入了多少精力。由于工作时间和工作活动强度都代表了工作的重要方面，因此选择这个贡献分数是合适的。医生的声誉比以前有更多的衡量项目。一般来说，在线消费者评论的说服力取决于它们的质量和数量。而在好大夫在线平台上，星级评分只与诊疗后的服务质量有关。评分是由网站根据在线诊断和在线跟踪的患者数量计算出来的。高比例的在线随访患者将为医生带来更多的人气。如果医生在网上诊断了 100 多个患者，就能在主页上看到星级评分。只有一小部分医生获得了该星级评分，所以本章忽略了星级评分，只考虑了数量。使用医生主页上显示的页面浏览量、投票数量、感谢信息数量和收到的虚拟礼物数量作为在线声誉的代表。页面浏览量反映了该医生的名气，因为页面浏览量是了解该医生的第一步。如果患者对医生提供的服务感到满意，他们可以投票、写感谢信或者给医生送虚拟礼物。除了虚拟礼物，所有的选择都是免费的；该网站对发送虚拟礼物的患者收取费用，价格从几元到数百元不等。在扣除一小部分网站运营费用后，这笔费用将被分配到医生所开的账户中。表 6-2 提供了从好大夫在线网站观察到的关于医生努力程度的样本数据。

表 6-2　测量项目及变量统计

项目			最小值	最大值	均值（标准差）
咨询数量	60 天内患者的咨询数量	1	0	16 003	143.78（546.82）
		2	0	17 620	154.27（573.64）
		3	0	18 443	160.56（589.00）
医生线上努力	医生贡献，由好大夫平台计算（log）	1	0	210 580	1 478.48（6 456.89）
		2	0	234 605	1 589.70（6 837.36）
		3	0	251 440	1 687.46（7 112.74）
在线声誉	页面浏览量（log）	1	3.09	16.23	9.76（2.00）
		2	5.78	16.27	10.00（1.75）
		3	6.32	16.32	10.15（1.66）
	患者投票数量（log）	1	0	1 587	10.23（38.83）
		2	0	1 733	10.82（41.38）
		3	0	1 860	11.31（43.52）
	感谢信数量（log）	1	0	680	3.20（16.60）
		2	0	782	3.58（18.36）
		3	0	863	3.84（19.71）
	虚拟礼物数量（log）	1	0	1 956	8.23（49.80）
		2	0	2 137	8.89（53.58）
		3	0	2 424	9.58（58.74）

　　为了呈现三个阶段中变量的主要变化，采用平均值来显示它们的趋势，如图 6-1 所示（数据经过对数转换）。

6.2.4　控制变量

　　研究使用的控制变量为：医生职称和医院等级。医生职称表明了医生在医院

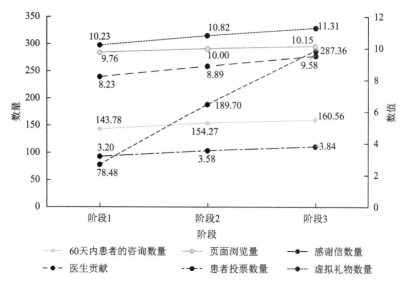

图 6-1　不同阶段的趋势统计

的职位和职责。它也可以反映医生的专业技能。好大夫在线平台上有四个职称：主任医师、副主任医师、主治医师和住院医师。更高的职称意味着医生的责任更大。采用三个虚拟变量，分别表示主任医师、副主任医师和主治医师。还有一个变量可以代表医院的地位，那就是医院等级。根据中国医院等级管理标准，医院可分为三个等级：一级为基础医院，主要向社区提供卫生保健服务；二级为二级医院；三级为三级医院。与其他两级医院相比，三级医院雇用更多的工作人员，拥有更多的床位，通常被认为提供更高质量的服务。还使用了两个虚拟变量来表示医院排名，范围从 3 到 2。在研究模型中，这些变量被用来控制医生职称和医院等级对患者选择的影响。

6.2.5　模型估计

为了检验假设中医生线上努力和声誉的影响，研究设计了一个回归方程，对每个时间序列使用线性回归。将因变量和连续自变量转换成对数形式。该方程分为两个阶段，如式（6-1）所示。

$$\begin{aligned}
\log(\text{consultation}_i) = {} & \alpha_0 + \alpha_1 \text{secondary hospital}_i + \alpha_2 \text{tertiary hospital}_i \\
& + \alpha_3 \text{attending physician}_i + \alpha_4 \text{associate director physician}_i \\
& + \alpha_5 \text{director physician}_i + \alpha_6 \log(\text{contribution}_i) + \alpha_7 \log(\text{homepage view}_i) \\
& + \alpha_8 \log(\text{vote}_i) + \alpha_9 \log(\text{thank-you letter}_i) + \alpha_{10} \log(\text{gift}_i) + \mu_i
\end{aligned}$$

（6-1）

其中，$i = 1, 2, \cdots, n$ 指向所有医生；$\alpha_0 \sim \alpha_{10}$ 为需要估计的参数；$\log(\text{consultation}_i)$

为在 60 天内患者的咨询数量；secondary hospital 和 tertiary hospital 为医院等级；attending physician、associate director physician、director physician 为医生职称；log(contribution$_i$)为医生线上努力；log(homepage view$_i$)、log(vote$_i$)、log(thank-you letter)和 log(gift$_i$)分别为页面浏览量、患者投票数量、感谢信数量和虚拟礼物数量，这些代表了医生的在线声誉，对数变换后，反应变量为近似分布；μ_i 为误差项。医生职称和医院等级作为控制变量被包括在内。

此外进行了面板数据分析，面板数据允许控制随时间变化的不可观测变量，允许研究随时间序列变化的动态。同时，面板数据控制了性别变量和随时间变化但不跨实体（如不同职称的医生）的变量。面板数据允许纳入不同层次的分析变量。

本章选择性别、医生职称、医院等级作为分析实体。以下的固定效应模型是为了探索每一类型医生的线上努力、在线声誉因素与医师会诊之间的关系，因为医师群体中的某些因素可能会影响或使预测因子或结果变量发生偏差，需要在模型中加以控制。关键的见解是，如果未观察到的变量不随时间而变化，那么结果变量的任何变化必须是由固定特征以外的影响引起的。因此，一旦从预测变量中去除不变特征的影响，就可以评估预测者对结果变量的净影响。一般来说，使用组内离差法和最小二乘虚拟变量（least square dummy variable，LSDV）模型建立的固定效应模型是突出的，本章选择二元变量选项，是因为它将咨询次数和其他个别因素的关联分离开来。由于使用了三组实体（性别、医生职称和医院等级）来生成二进制（虚拟）变量，因此，三组中的七个实体被呈现在最终模型中，如式（6-2）所示。

$$Y_{it} = \beta_0 + \beta_k X_{it}^k + \gamma_n E_n + \mu_{it} \tag{6-2}$$

其中，Y_{it} 为因变量；i 为个体（不同类型的医生）；t 为时间；X_{it}^k（$k = 1, 2, \cdots, 5$）为自变量；β_k（$k = 1, 2, \cdots, 5$）为系数；E_n（$n = 1, 2, \cdots, 7$）为二分类实体；γ_n（$n = 1, 2, \cdots, 7$）为二分类实体的系数；μ_{it} 为误差项。

6.3　结　　果

6.3.1　线性回归结果

采用 IBM SPSS 19 和 IBM Stata 12 对收集的数据进行分析。表 6-3 给出了普通最小二乘法的结果。本章采用了逐步回归的实证方法。首先，在模型 1a 和模型 1b 列中仅纳入控制变量。其次，自变量被添加到模型 2a 和模型 2b。调整后的 R^2 和 F 值都表明拟合良好。变量的方差膨胀系数统计结果表明不存在多重共线性（每个变量的方差膨胀系数统计不大于 10），说明并非所有因素都表明有显著影响。医生贡献（$B_1 = 0.30$，$B_2 = 0.37$；$p < 0.001$），页面浏览量（$B_1 = 0.43$，$B_2 = 0.46$；

$p<0.001$），患者投票数量（$B_1=0.33$，$B_2=0.27$；$p<0.001$）均正向显著。然而，由于感谢信数量（$p=0.07$）和虚拟礼物数量（$p=0.23$）不显著，该假设未得到支持。

表 6-3　模型 1 的线性回归结果

变量		模型			
		模型 1a	模型 1b	模型 2a	模型 2b
控制变量	主治医师	0.13（−1.143~1.406）	0.41（−0.689~1.504）	−1.94（−4.941~1.068）	−0.79（−3.386~1.809）
	副主任医师	0.82（−0.430~2.085）	0.74（−0.346~1.820）	−1.67（−4.666~1.327）	−0.76（−3.345~1.831）
	主任医师	0.81（−0.076~1.701）	0.78（−0.303~1.859）	−1.37（−4.364~1.624）	−0.66（−3.247~1.923）
	二级医院	0.76（−0.313~1.830）	0.60（−0.165~1.369）	−0.90（−4.017~2.215）	−0.21（−2.909~2.484）
	三级医院	1.07（−0.181~2.325）	0.70（−0.069~1.459）	0.17（−2.824~3.164）	−0.21（−2.909~2.484）
自变量	医生贡献（log）	—	0.30[1]（0.214~0.375）	—	0.37[1]（0.254~0.476）
	页面浏览量（log）	—	0.43[1]（0.335~0.536）	—	0.46[1]（0.358~0.564）
	患者投票数量（log）	—	0.33[1]（0.206~0.447）	—	0.27[1]（0.134~0.398）
	感谢信数量（log）	—	0.07（−0.114~0.258）	—	0.17（−0.015~0.354）
	虚拟礼物数量（log）	—	0.12（−0.082~0.326）	—	0.14（−0.073~0.347）
常数		0.84（−0.597~2.282）	2.90[1]（1.462~4.345）	3.57（−0.664~7.799）	3.88[2]（0.163~7.591）

注：模型 1a，$R^2=0.05$，拟合优度（F_{4037}）=9.27；模型 1b，$R^2=0.28$，拟合优度（F_{4037}）=33.38；模型 2a，$R^2=0.03$，拟合优度（F_{4037}）=4.12；模型 2b，$R^2=0.27$，拟合优度（F_{4037}）=27.64

—表示不包括在模型中；1）表示 $p<0.001$；2）表示 $p<0.05$

6.3.2　固定效应模型结果

表 6-2 和图 6-1 显示了各自变量的数值。如表 6-4 所示，采用面板数据分析的固定效应模型考虑了医生个人因素的影响。在对个人因素进行控制之后，感谢信的效果被认为是显著的。H6-1 假设患者更倾向于在线咨询数量更大的医生，表 6-3 和表 6-4 的结果支持这一假设，因为医生贡献（$B_1=0.30$，$B_2=0.37$，$B_3=0.19$；$p<0.001$）为正向且显著。H6-2 表明医生的在线声誉与患者对医生的选择之间存在显著的影响路径。H6-2 可以认为页面浏览量（$B_1=0.43$，$B_2=0.46$；$B_3=0.18$；$p<0.001$）和患者投票数量（$B_1=0.33$，$B_2=0.27$；$B_3=0.48$；$p<0.001$）的系数显著，而感谢信数量仅在固定效应模型中显著（$B_3=0.17$；$p=0.01$）。然而，虚拟礼物数量（$p=0.17$）在所有模型中都不显著。医生的在线声誉与患者对医生的选择之间的关系是不确定的，需要进一步分析。控制变量在线性回归模型中均不显著。在固定效应模型中，医生职称效应表明为副主任医师和主任医师比主治医师更容易被咨询。

表 6-4　固定效应模型分析结果（模型 2）

变量	系数	t 值（自由度）	p 值
医生贡献（log）	0.19	16.21（4037）	<0.001
页面浏览量（log）	0.18	8.04（4037）	<0.001
患者投票数量（log）	0.48	40.36（4037）	<0.001
感谢信数量（log）	0.17	11.82（4037）	0.01
虚拟礼物数量（log）	−0.06	1.13（4037）	0.17
男	−0.02	−0.65（4037）	0.52
女	0.01	0.31（4037）	0.76
主治医师	0.17	1.79（4037）	0.07
副主任医师	0.22	2.33（4037）	0.02
主任医师	0.30	3.15（4037）	<0.001
二级医院	−0.07	−0.22（4037）	0.82
三级医院	−0.12	−0.37（4037）	0.71
常数	−1.32	−3.82（4037）	<0.001

注：F 检验 $\mu_{it} = 0$（3643）的值为 149.15（$p<0.001$），$R^2 = 0.82$

　　本章假设医生线上努力与患者对医生的选择之间存在显著的关系。表 6-3 和表 6-4 支持了这一假设，因为三个模型的贡献系数均为正向且显著。因此，本章证实了医生线上努力对患者选择医生有积极的影响。在 H6-2 中，假设患者愿意咨询具有良好网络声誉的医生。然而，这一假设只得到部分支持，因为感谢信数量仅在固定效应模型中显著而虚拟礼物数量在所有模型中都不显著。

6.4　讨论与结论

6.4.1　主要发现

　　第一，研究结果表明，患者更愿意在网上咨询那些付出了更大努力的医生。医生在网络上的努力体现在其在线声誉上，通过定期修改个人信息，在其主页上发表科普文章，回答之前咨询过的患者提出的问题，医生可以提高自己的网络声誉。这些行为可以在网站上展示一个积极努力的医生形象。患者在就医时会考虑到这些因素。Liu 等（2014）还表示，医生的线上努力会对患者产生影响。从社会交换理论的角度来看，研究者关注的是消费者在学习如何使用或使用在线服务上所付出的努力，而很少关注服务提供商（Chou and Hsu，2016）。如果想要吸引更多的患者来咨询，网站的营销人员和医生自己应该更加关注与他们工作相关的信息。例如，医疗保健网站可以开发一种努力机制，让医生可以通过努力取得更高的分数，并将分数显示在他们的个人主页上。

第二，医生的在线声誉对患者选择的影响是复杂的。研究人员在探索用户和患者的在线行为时发现，医生的在线声誉起到了关键作用。然而，结果表明，并非所有的声誉因素都会产生类似的影响。一些因素如页面浏览量和患者投票数量的系数表明了积极的影响。然而，感谢信数量和虚拟礼物数量的分析结果并不总是显著的。这些结果与 Yang 等（2015）的研究不一致。这些差异可能是样本量和时间选择的差异造成的，因为 Yang 等（2015）的研究是在 2013 年进行的，样本量相对较小，并且不限于特定的部门。这也可能表明研究中的医生已经通过线上努力建立了他们的个人声誉。随着时间的推移，他们的声誉不太可能依赖于感谢信数量和虚拟礼物数量。此外，心血管疾病患者可能很难取悦，因为他们的慢性病的性质。虚拟礼物数量的系数并不显著，因为患者必须登录好大夫在线平台并为这些虚拟礼物支付额外的费用，因此，虚拟礼物数量可能不代表真实的声誉。正如已经理解的那样，声誉对于线下医生来说很重要，现在相信它在网络世界也是有意义的，能体现口碑的因素很多而识别这些因素的差异和特征至关重要。

第三，在线性回归模型中，医院等级和医生职称的控制效果不显著。一级医院（0.17%，7/4037）的显著性远低于二级医院和三级医院。住院医师的比例也较低（5.28%，213/4037），这可能是导致其结果不显著的原因。然而，固定效应模型的结果显示医生职称有显著的影响。出现与回归模型不同的结果可能是由于只有一个时期的数据存在偏倚。患者优先选择具有副主任医师和主任医师职称的医师，而不是住院医师。网络平台可能会削弱性别和医院的影响，让患者更多地关注医生的能力。

第四，结果还表明了一个反复出现的问题，这是在信息不对称领域发现的。Arrow（1963）在对医疗市场中医生和患者的研究中首次提出了信息不平等的概念，指出在患者和医生之间的关系中存在一个信息问题。患者在选择合适的医生之前会尝试获取和分析信息。作为服务提供者，应该满足患者的信息需求，并缩小健康供需之间的差距。医疗保健提供者可以为患者和医生提供更多的表达渠道，如定制功能进行询问，为医生发布详细信息，解释和消除可能的误解，并努力保持医生的积极形象。

6.4.2　本章小结

本章探讨了医生的线上努力和他们的在线声誉对患者选择咨询医生的决策的影响，使用线性回归和固定效应模型来检验假设。研究结果证实了一些假设：

医生的线上努力与患者的决策是正相关的，而医生在线声誉的影响仍然是不确定的。

这些发现有助于理解这些信息对患者选择特定医生的影响，从而有助于在线医疗保健研究领域的发展。本章通过探索在线医生的因素和患者对医生的选择之间的关系，为有关在线医生选择的研究做出了贡献。需要注意的是，医师的在线信息可以影响患者的选择。这项研究可以帮助在线医疗保健提供商和营销人员做出战略决策，选择在网上显示的信息来吸引和留住更多的患者。这一发现也扩展了科学技术在在线健康领域的研究。医生的行为应该得到更多的关注。

本章的研究也有一些局限性。首先，数据仅从中国的好大夫在线平台收集，因此，这些发现可能无法推广到其他国家的其他医疗保健网站。未来的研究可以从不同国家的多个网站收集和分析数据。第 4 章从微医平台进行了相关数据信息的抓取，可以与本章内容进行结合查阅。其次，研究必须在更长的时间内进行。本章使用的数据仅在四个月内分三个阶段收集，作为进一步研究的一部分，应继续收集数据。最后，虽然网站声明医生的信息是由本人提供的，但不能保证实际情况都是如此，信息的有效性与真实性仍有待考量。

本章参考文献

Arrow K J. 1963. Uncertainty and the welfare economics of medical care[J]. The American Economic Review，53（5）：941-973.

Chou S W，Hsu C S. 2016. Understanding online repurchase intention：social exchange theory and shopping habit[J]. Information Systems and e-Business Management，14（1）：19-45.

Dewan S，Hsu V. 2004. Adverse selection in electronic markets：evidence from online stamp auctions[J]. The Journal of Industrial Economics，52（4）：497-516.

Dulleck U，Kerschbamer R. 2006. On doctors，mechanics，and computer specialists：the economics of credence goods[J]. Journal of Economic Literature，44（1）：5-42.

Hanauer D A，Zheng K，Singer D C，et al. 2014. Public awareness，perception，and use of online physician rating sites[J]. The Journal of the American Medical Association，311（7）：734-735.

Jøsang A. 2008. Online reputation systems for the health sector[J]. Electronic Journal of Health Informatics，3（1）：e8.

Liu X X，Guo X T，Wu H，et al. 2014. Doctor's effort influence on online reputation and popularity[C]. Beijing：International Conference on Smart Health：111-126.

Naylor J，Pritchard R D，IIgen D R. 1980. A Theory of Behavior in Organizations[M]. New York：Academic Press.

Sillence P，Briggs P，Harris P R，et al. 2007. How do patients evaluate and make use of online health information？[J]. Social Science & Medicine，64（9）：1853-1862.

Yang H L，Guo X T，Wu T S，et al. 2015. Exploring the effects of patient-generated and system-generated information on patients' online search，evaluation and decision[J]. Electronic Commerce Research and Applications，14（3）：192-203.

Ye Q，Li Y J，Kiang M，et al. 2009. The impact of seller reputation on the performance of online sales：evidence from TaoBao buy-it-now（BIN）data[J]. ACM SIGMIS Database：the DATABASE for Advances in Information Systems，40（1）：12-19.

第 7 章　门诊在线预约中患者爽约的影响因素及预测模型

提供高质量、高效率的医疗服务以满足患者不断出现的健康需求是中国医疗行业面临的主要挑战之一。信息通信技术的快速发展及互联网和移动设备的日益普及，为在线医疗服务行业的蓬勃发展奠定了基础。在线医疗服务已成为一种新兴趋势。在线医疗服务有助于打破地域的界限，提高医疗资源获得的公平性和医疗资源的使用效率，并为农村和偏远地区的患者提供有效获取医疗服务的机会。目前，中国的三级公立医院通过在线平台，包括微信平台、自行开发的应用程序及与第三方平台合作提供各种医疗服务。这些服务主要是在线咨询服务、门诊预约、电子医疗处方和在线支付。在这些服务中，门诊预约是使用频率最高的，也是本书的主要关注点。

门诊在线预约是进行门诊预约的一种新方法，它通过互联网提供医疗服务，患者可以通过网站、微信公众平台或手机应用程序来进行门诊预约诊疗服务（Mold and de Lusignan，2015）。门诊在线预约可以解决由固定时间和地理障碍引起的问题。通过门诊在线预约，医院可以扩大医疗服务范围。此外，有研究建议通过门诊在线预约来改善工作流程，从而缩短患者的等待时间。门诊在线预约这一特殊的预约环境中，患者爽约行为指的是在线预约患者没有按照预约的就诊时间来门诊就诊，或者在就诊当天六点后取消在线预约的行为。爽约行为的存在不仅不利于门诊在线预约系统的合理有序运行，还会降低医院的经济效益与社会效益（曹萍萍，2014；顾东晓等，2017）。为降低门诊在线预约中患者爽约行为的负面影响，本章探讨了门诊在线预约中患者爽约行为的具体影响因素。

7.1　研究背景

近年来，中国的医疗卫生行业取得了一系列显著的进步，随着信息通信技术的发展，信息化时代的到来，传统的医疗行业也逐渐与互联网相结合，推动了互联网医疗、移动医院的蓬勃发展。为了满足患者的医疗需求，利用信息通信技术提供远程医疗服务正变得越来越普遍。为了缓解医院门诊预约挂号的压力，打造良好的门诊预约诊疗服务体系，在线预约挂号是一种基于互联网的新型挂号系统，作为在线医疗服务体系的主要服务内容之一，得到了医院的广泛关注并迅速普及。同时，在中华人民共和国卫生部的支持下，我国的公立三甲医院于 2009 年起开始使用在线预约诊疗系统。目前，我国大部分三甲医院借助现代化信息平台，充分利用第三方社会服务机构，实现了多种渠道的门诊在线预约挂号方式，逐步建立起了较为完善的医院预约诊疗服务系统。对于患者来讲，除传统的现场预约和电话预约等方式外，患者还可以通过医院 App、医院微信公众平台或者好大夫在线、微医等第三方服务平台等门诊在线预约的方式获取预约诊疗服务。

在线预约挂号的方式相较于较传统的门诊预约方式（现场预约、电话预约等）有着较大的优势。在线预约挂号打破了固定时间、地点的限制，可以为患者提供便利的服务，缩短门诊候诊时间，节约就诊时间和成本，也能够使医疗资源的分配得到有效改善。但随着门诊在线预约方式的普及，门诊在线预约中患者爽约的现象也越来越严重。

患者爽约指的是患者没有按照预约的门诊就诊时间前来就诊或者在距离预约就诊时间非常短的情况下取消预约（通常为一天），导致预约时间无法填补（Huang and Hanauer，2014；Ding et al.，2018）。目前我国大部分医院的门诊在线预约患者爽约率为 10%～20%，少数医院的门诊患者爽约率甚至超过了 30%。较高的门诊患者爽约率不仅会造成医疗资源的浪费，还会带来较为严重的后果，具体体现在三个方面。

对于患者而言，很多患者在成功预约后，受个体因素、工作因素、交通因素等诸多因素的影响，无法按照预约的时间前来就诊。患者爽约不仅意味着减少了其他患者预约的机会，使其他需要就诊但未能成功挂号的患者无法及时得到相应的诊疗。而且相较于正常就诊的患者而言，爽约行为也会对患者自身的病情造成不良影响，让爽约患者在随后的治疗中承担着更大的风险。

从医院的角度来看，患者的爽约行为会造成医院门诊号源的浪费，不利于医疗资源的合理配置。而过多的爽约行为会扰乱正常的门诊秩序，导致门诊医生工作时间的延长，加重医生的工作负担，影响工作流程，不利于构建正常的医疗秩序。同时，患者爽约行为不仅会对医院管理造成不良的影响，而且对医疗保健系统的收入、成本和资源利用也有着较大的影响。

对第三方社会服务机构的角度而言，患者爽约行为的存在不仅增加了开发门诊预约挂号系统的成本，还对门诊预约挂号系统的维护产生了较大的压力，不利于医院门诊挂号系统的稳定，增加了第三方社会服务机构的管理运营成本。

7.2　理论基础与模型设计

7.2.1　计划行为理论

计划行为理论（theory of planned behavior）认为人们的行为意图是预测和解

释人们行为的最佳路径。计划行为理论假设：①个体倾向于理性的行为并系统地利用他们在决定采取行动或不采取行动时可获得的信息；②个体的行动受有意识动机而非无意识动机的指导；③个体在决定采取行动或不采取行动之前，预先考虑了自己行动的含义（Fishbein and Ajzen，1977；Ajzen and Fishbein，1980）。基于这些假设，计划行为理论表明：个体的主观态度和行为规范会影响个体的行为。主观态度是指个体对行为有利或不利的评价，行为规范是指个人在做出行为或者不做出行为时从其他个体中所感知到的社会压力。行为意图是指影响个体从事某一行为的激励因素。行为意图表明了个体愿意尝试行为意愿的强烈程度及个体为了实现这一行为愿意付出努力的程度（Ajzen，1991）。

计划行为理论由 Ajzen（1985）提出，目的是克服理性行为理论（theory of reasoned action）的局限性。Ajzen 在理性行为理论的基础上进行了改进，在态度和主观规范的基础上增加了感知行为控制这一概念，并将其命名为计划行为理论。感知行为控制这一概念来源于 Bandura（1977）提出的自我效能理论（self-efficacy theory）。Bandura 认为期望（如动机、绩效和反复失败所带来的挫败感）决定了行为和结果的反应。Bandura 将期望分为两种不同的类型：自我效能感和对结果的预期。其将自我效能感定义为个体相信自己为成功达成某种目标所需要付出的行动。对结果的预期指的是个体对于特定行为将产生某些结果的期望。自我效能感是改变个体行为重要的前提条件，因为自我效能感是个体应对行为的开始。感知行为控制主要是指个体感知到的执行特定行为的难易程度，实际上由控制信念和感知力两部分构成。如果个体拥有可以促进某种行为的较强控制信念，那么这个个体就具有较强的感知行为控制。相反，如果个体拥有阻止执行某种特性行为的较强控制信念，那么这个个体就具有较低的感知行为控制。

计划行为理论是人类行为的认识模型，并被广泛应用于多种研究中，其有效性也在健康行为、酒精消费及预测不道德行为等多个领域得到了证实。简而言之，计划行为理论认为，个体的行为受到个体能力因素及外部客观环境因素的制约（顾东晓等，2017；Cheng et al.，2005）。基于计划行为理论，本章将患者爽约的影响因素分为两大类：个体因素、环境和其他客观因素。个体因素主要指患者对于自身意愿或能力的感知等原因而造成爽约的因素，环境和其他客观因素主要指外界环境带给患者行为上的影响因素，是患者所不能决定的。本章的个体因素主要包括：预约提前期、预约就诊时间及预约就诊时段。本章研究的环境和其他客观因素主要包括医生在线评分、医生类型及患者距离。

7.2.2　归因理论

归因理论（attribution theory）主要研究个体对自身或他人行为原因的解释和

推论。其最初在 1958 由美国心理学家 Fritz Heider 提出，并逐步在心理学、社会学、管理学、经济学等领域得到了较为广泛的应用。归因即寻找某一个结果发生的原因，是指依据某一行动或事情的结果，通过知觉、思维、推断等内部信息加工过程而确认造成该结果的原因的认知活动。因此，归因理论被认为是解构原因的研究。

Heider（1958）在 *The Psychology of Interpersonal Relations* 中首次提出了归因理论。Heider（1958）指出：归因是个体的基本认知过程，而个体行为产生的背后必有其原因。在探求行为背后的原因时，个体或将其归于个人因素或将其归于外部环境因素，个人因素被称为个人倾向归因，外部环境因素又被称为情境归因。Heider（1958）首次将归因问题理论化，并初步将行为原因归为内部、外部两大类。内部因素即个体本身具备的因素，主要包括个体的特质、需要、情绪、信念、态度、动机、努力程度等；外部因素包括自然社会环境、他人的期望、奖励、命令、天气、工作的难易程度及运气等其他独立于个体之外的其他任何元素。Heider（1958）认为归因过程应遵循的主要原则是恒定性原则（principle of invariance），即个体通常认为一定的行为可能决定于各种原因，但个体会倾向于寻找某种特殊的结果和某种特殊的原因在不同条件下的联系。

Kelley（1967）对归因理论进行了更加全面的诠释，并提出了完整的归因过程模型。Kelley（1967）的归因过程模型的主要内容是个体在感知人们的行为时，总是试图进行推断和解释。归因就是指观察者为了预测和评价个体的行为并对环境和行为加以控制而对他人或自身的行为过程所进行的因果解释和推论。Kelley（1967）将归因分为两类：一类称为多线索归因，指在多次观察同类行为或事件的情境下的归因；另一类则被称为单线索归因，指仅依据单次观察就做出归因的情境。

Jones 和 Davis（1965）提出的归因理论进行了进一步的研究，其系统性地讨论了个体的行为究竟是由个体的内在属性即个人因素决定的，还是由情境属性即外部环境因素决定的。Jones 和 Davis（1965）进一步指出，可自由选择的个体行为及社会对个体行为的赞赏程度是影响个体进行相应归因推断的重要影响因素。此外，有学者认为，归因是个体根据自身或他人的外部行为，进行内部状态推理的过程。

Weiner（1986）提出了著名的三维归因理论，从三个不同的维度对归因进行切分：原因源、稳定性及可控性。原因源指的是原因来源于行动者自身抑或是来自外部环境；稳定性是指该原因能否随时间的变化而改变，若某种行为被归因于稳定因素时，这也就意味着可通过这些因素来预测未来的行为；可控性是指原因能否受行动者主观意志的控制，由不可控因素的归因，可以对行动者未来的行为做出较为准确的预测。Weiner（1986）认为，归因会改变行动者的个体期望，带来行动者一系列的情感变化，而这种归因的结果进一步会对个体随后的行为动机产生一定影响。在门诊在线预约诊疗过程中，患者会对自身或他人的行为进行一系列的归因，而不同的归因结果会对患者再次的门诊在线预约诊疗活动产生影响。

7.2.3　患者爽约行为研究模型

现有的研究往往只针对预测变量对患者爽约行为的直接影响，从目前的文献来看，很少有研究考虑患者爽约影响因素中调节效应的存在。因此，本章认为有必要考虑患者爽约调节作用的存在，本章基于计划行为理论，将患者爽约的影响因素分为个体因素及环境和其他客观因素，个体因素主要包括预约提前期、预约就诊时间及预约就诊时段。环境和其他客观因素主要指外界环境对患者行为上的影响因素，是患者所不能决定的，包括医生在线评分、医生类型及患者距离。此外，本章基于归因理论，认为患者先前门诊就诊经验对环境和其他客观因素中可调节的因素与患者爽约之间具有调节作用。本章的患者爽约假设模型如图 7-1 所示。

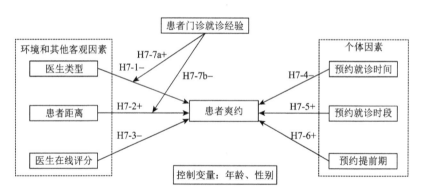

图 7-1　患者爽约假设模型

＋表示正相关　－表示负相关

1. 患者爽约的环境和其他客观因素

患者爽约的环境和其他客观因素主要包括医生类型、患者距离及医生在线评分。

我国大部分三甲医院的门诊在线预约服务提供两种类型的医疗资源：专家号和普通号。这两种医疗资源类型的区别在于医生的专业水平，因此开放专家号的医生对患者而言具有更高的价值，患者会倾向于预约专家号的医生。因此，预约到专家号的患者会获得较高的感知质量，从而影响自身的爽约行为发生的可能性。基于这些论点，本书假设以下内容。

H7-1：医生类型与患者爽约负相关，相较于普通号而言，预约专家号的患者更不容易爽约。

患者距离是指患者距离医院的实际距离，也是医疗资源可及性的重要指标。中国地区经济发展的不均衡，导致了医疗资源在经济欠发达地区的匮乏，优质的医疗服务资源主要集中在经济发达地区，而处于偏远地区的患者获取医疗服务资源的难度相对较高。同时，先前的研究也证明了患者距离是患者爽约的重要预测因素，患者距离医院的距离越远，其爽约行为发生的可能性就越高（Daggy et al.，2010；Dantas et al.，2019）。基于以上观点，本章做出如下假设。

H7-2：患者距离与患者爽约正相关，患者距医院的距离越大，爽约的可能性越高。

声誉也是医疗保健服务提供中至关重要的影响因素（Ramsaran-Fowdar，2005），被认为是医师最有价值的属性（Romano and Baum，2014）。自 Web 2.0 时代以来，越来越多的中国患者使用医生在线评分来评价他们的医生或寻找特定的医生来解决他们在医疗保健服务中关心的问题。因此，门诊医生的声誉将影响到患者的爽约行为。因此，本章使用医生在线评分来衡量门诊医生的声誉。同时，医生在线评分越高，患者的对医疗服务的感知质量也会越高。因此，本章做出如下假设。

H7-3：医生在线评分与患者爽约负相关，医生在线评分越高，患者爽约的可能性就越低。

2. 患者爽约的个体因素

患者爽约的个体因素主要包括预约就诊时间、预约就诊时段和预约提前期。

预约就诊时间是患者爽约的重要影响因素，Cronin 等（2013）的研究表明，患者的预约就诊时间会影响到患者的爽约行为。医院通常会在工作日开放更多的号源，而在周末医院门诊预约诊疗的号源会有所减少，这就导致了门诊预约诊疗的号源并不是同等均匀地分布在一周内的每一天，而是会随着工作日休息日的变化而变化。由于一周内开放的号源数量的不同，因此，患者预约就诊的时间会影响到患者爽约的发生的概率。在此基础上，本章做出如下假设。

H7-4：预约就诊时间与患者爽约负相关，相较于预约就诊时间为周末的患者，预约就诊时间为工作日的患者更不容易爽约。

预约就诊时段是指患者预约就诊的具体时间是上午或者下午。先前研究表明，预约就诊时段是患者爽约的重要预测变量（Dantas et al.，2018）。由于医院门诊预约诊疗服务等待时间的影响，患者在取号后，往往需要候诊。因此，不同的预约就诊时段极有可能会影响到患者的候诊时间，从而影响到患者爽约行为发生的概率。在此基础上，本章做出如下假设。

H7-5：预约就诊时段与患者爽约正相关，相较于预约就诊时段为上午的患者而言，预约就诊时段为下午的患者更容易爽约。

预约提前期在现有的研究中被认为是患者爽约的重要影响因素。有研究表明，预约提前期对患者爽约有着较大的影响，预约提前期较长的患者爽约率较高，而遗忘因素会提高患者爽约的可能性（顾东晓等，2017）。因此，本章做出如下假设。

H7-6：预约提前期与患者爽约正相关，预约提前期越长，患者爽约的可能性越高。

3. 患者门诊就诊经验的调节作用

现有研究表明，患者门诊就诊经验可以降低患者爽约行为发生的可能性（Fiorillo et al.，2018；Lee et al.，2018）。在本章中，将遵循这些研究结果，并进一步探讨患者门诊就诊经验对患者爽约行为的调节作用。此外，本章借鉴了归因理论，根据归因理论，个体对行为结果的归因会影响未来的认知和情感反应，从而显著影响个体的行为（Weiner，1974）。个体倾向于将自己的行为归因于外部环境的条件；作为归因的结果，个体可能会有意识地限制自己的行动（Jones and Nisbett，1971；Sjovall and Talk，2004；Carroll and Payne，1976）。医生类型和患者距离是可能影响患者爽约行为的外部环境因素中可调节的因素，而患者先前的门诊就诊经验会影响到患者的归因（Ye et al.，2019）。在特定行为之前（在本章中为门诊在线预约中患者的爽约行为）成功或失败的归因将影响患者的期望、情绪和努力，进而影响患者的爽约行为。具体而言，本章旨在探讨患者门诊就诊经验是否对医生类型和患者距离及患者爽约行为之间的关系产生一定的影响。因此，在此基础上，本章做出如下假设。

H7-7a：患者门诊就诊经验对医生类型和患者爽约行为之间具有正向的调节作用。

H7-7b：患者门诊就诊经验对患者距离和患者爽约行为之间具有负向的调节作用。

7.3　实　证　分　析

7.3.1　研究方法

先前的研究将患者的爽约行为定义为"患者未按照计划的预约就诊时间出现

或在接近计划的预约就诊时间时取消了预约（如在预约就诊当天或之前取消预约）"，因此，门诊预约不能重新分配给另一名患者。根据华中科技大学同济医学院附属同济医院的门诊预约机制，本章将患者的爽约行为定义为"患者未参加预约诊疗服务或在预约诊疗当天六点后取消了门诊预约"。

本章中的自变量包括医生类型、患者距离、医生在线评分、预约就诊时间、预约就诊时段、预约提前期及患者门诊就诊经验。具体而言，医生类型是指患者在线预约门诊医生的类型，分为两类：专家号或普通号。患者距离是指患者到医院的实际距离，共有两个分类：小于或等于 300 公里和大于 300 公里。医生在线评分是指华中科技大学同济医学院附属同济医院的门诊医生的在线评分，评分范围从 0 分到 5 分。预约就诊时间是指患者的门诊在线预约诊疗在一周内的具体时间（六个分类：周一、周二、周三、周四、周五和周末）。预约提前期是患者的门诊在线预约创建时间与门诊在线预约就诊时间之间相隔的天数。预约就诊时段是患者的门诊在线预约诊疗在一天中的具体时间（两个分类：上午或下午）。患者门诊就诊经验是通过患者是否为第一次就诊来测量的，共分为两个级别，患者初次就诊和非初次就诊。本书的控制变量为患者的性别和年龄。表 7-1 给出了本章所涉及的变量描述和测量标准。

表 7-1　变量描述和测量标准

	变量	表达	测量标准
因变量	患者爽约	No-show$_i$	门诊在线预约中患者是否爽约，0 表示未爽约，1 表示爽约
自变量	预约提前期	Leadtime$_i$	连续变量，表示患者的门诊在线预约创建时间与门诊在线预约就诊时间之间相隔的天数
	预约就诊时段	Appointmenttime$_i$	分类变量，表示患者的门诊在线预约诊疗在一天中的具体时间，0 表示上午，1 表示下午
	预约就诊时间	Appointmentweekday$_i$	分类变量，表示患者的门诊在线预约诊疗在一周内的具体时间，0 表示周末，1 表示周一，2 表示周二，3 表示周三，4 表示周四，5 表示周五
	医生在线评分	Doc RATE$_i$	连续变量，表示华中科技大学同济医学院附属同济医院的门诊医生的在线评分，评分范围从 0 分到 5 分
	医生类型	Doc TYPE$_i$	分类变量，表示患者在线预约门诊医生的类型，0 表示普通号，1 表示专家号
	患者距离	Distance$_i$	分类变量，表示患者到医院的实际距离，0 表示小于或等于 300 公里，1 表示大于 300 公里
	患者门诊就诊经验	EXP$_i$	分类变量，表示患者是否为第一次就诊，0 表示初次就诊，1 表示非初次就诊
控制变量	年龄	Age$_i$	连续变量，表示患者的具体年龄
	性别	Gender$_i$	分类变量，0 表示男性，1 表示女性

本章的研究分析主要包括三个步骤。首先,仅使用控制变量来估计研究模型。其次,将主效应加入研究模型,包括医生类型、患者距离、医生在线评分、预约就诊时间、预约就诊时段及预约提前期。最后,将患者门诊就诊经验的调节作用纳入研究模型。完整的实证模型可以表示为

$$
\begin{aligned}
\text{Logit}(Y_i) = {} & \beta_0 + \beta_1(\text{Age}_i) + \beta_2(\text{Gender}_i) + \beta_3(\text{Leadtime}_i) + \beta_4(\text{Appointmenttime}_i) \\
& + \beta_5(\text{Appointmentweekday}_i) + \beta_6(\text{Doc RATE}_i) + \beta_7(\text{Doc TYPE}_i) \\
& + \beta_8(\text{Distance}_i) + \beta_9(\text{EXP}_i) + \beta_{10}(\text{Doc TYPE}_i \times \text{EXP}_i) \\
& + \beta_{11}(\text{Distance}_i \times \text{EXP}_i) + \varepsilon_i
\end{aligned}
$$

其中,β_1 和 β_2 为患者人口统计学特征的控制变量;β_3、β_4、β_5、β_6、β_7、β_8 和 β_9 分别为预约提前期、预约就诊时段、预约就诊时间、医生在线评分、医生类型、患者距离及患者门诊就诊经验的影响;β_{10} 和 β_{11} 为患者门诊就诊经验对医生类型和患者距离及患者爽约行为之间的关系的调节作用。本章使用 R 语言工具 glmnet 软件包进行 Logistic 回归分析。

7.3.2　数据来源

华中科技大学同济医学院附属同济医院是一家三级甲等医院,覆盖超过 6000 万人,为来自全国各地的患者提供医疗服务。除传统的线下门诊预约渠道外,华中科技大学同济医学院附属同济医院自 2014 年以来还提供门诊在线预约诊疗服务。华中科技大学同济医学院附属同济医院利用微信公众平台及一些第三方服务平台如微医等平台提供门诊在线预约诊疗服务。

本章从华中科技大学同济医学院附属同济医院的 EMR(electronic medical record,电子病历)系统中提取了 2019 年 5 月至 2019 年 8 月的门诊预约记录,共获得 454 217 个门诊就诊记录。然后,选择使用门诊在线预约的患者作为研究样本。同时,还从好大夫在线平台上提取了华中科技大学同济医学院附属同济医院医生在线评分的数据,并将两个数据集通过医生的名字进行合并。本章删除了所有不完整或错误的记录,以确保结果的可靠性。在删除了无效样本后,研究的实际样本量为 382 004 个。

7.3.3　描述性统计结果

表 7-2 列出了本章主要变量的描述统计结果,报告了每个分类变量的频率和百分比,以及每个连续变量的均值和标准差。在门诊在线预约中,患者的爽约率是 11.1%($N = 42\,224$)。门诊在线预约的患者平均年龄为 36.6 岁(标准差 = 19.6)。此外,患者中男性占 40.9%,女性占 59.1%。这些变量之间的相关性如表 7-3 所示。

结果表明，因变量与自变量相关。研究变量和控制变量之间的相关性很低，这表明该研究具有可接受的多重共线性，这一结果保证了模型估计的准确性。

表 7-2 患者爽约影响因素描述性统计结果

项目		频次（百分比）	均值（标准差）
门诊在线预约中患者爽约		42 224（11.1%）	—
门诊在线预约中患者未爽约		339 780（88.9%）	—
年龄		—	36.6（19.6）
性别	男	156 307（40.9%）	—
	女	225 697（59.1%）	—
预约提前期		—	4.9（4.7）
预约就诊时段	上午	251 414（65.8%）	—
	下午	130 590（34.2%）	—
预约就诊时间	周一	85 837（22.5%）	—
	周二	76 420（20.0%）	—
	周三	70 257（18.4%）	—
	周四	68 786（18.0%）	—
	周五	46 046（12.1%）	—
	周末	34 658（9.1%）	—
医生在线评分		—	3.9（0.2）
医生类型	专家号	317 788（83.2%）	—
	普通号	64 216（16.8%）	—
患者距离	小于或等于 300 公里	327 191（85.7%）	—
	大于 300 公里	54 813（14.3%）	—
患者门诊就诊经验	初次就诊	256 506（67.1%）	—
	非初次就诊	125 498（32.9%）	—

注：表中数据进行过修约，故存在合计不等于 100%的情况

表 7-3 患者爽约影响因素相关性矩阵（N= 382 004 ）

变量编号	描述性统计构念	均值（标准差）	变量编号								
			1	2	3	4	5	6	7	8	9
1	年龄	36.6（19.6）	1.000[1]	—[2]	—	—	—	—	—	—	—
2	性别	0.59（0.49）	0.069[3]	1.000[1]	—	—	—	—	—	—	—
3	预约提前期	4.92（4.66）	0.050[3]	0.035[3]	1.000[1]	—	—	—	—	—	—

续表

变量编号	描述性统计构念	均值（标准差）	变量编号								
			1	2	3	4	5	6	7	8	9
4	预约就诊时段	0.34（0.47）	−0.011[3]	−0.007[3]	0.037[3]	1.000[1]	—	—	—	—	—
5	预约就诊时间	2.50（1.53）	0.035[3]	0.011[3]	0.042[3]	−0.008[3]	1.000[1]	—	—	—	—
6	医生在线评分	3.91（0.20）	0.085[3]	0.019[3]	0.139[3]	0.041[3]	0.008[3]	1.000[1]	—	—	—
7	医生类型	0.83（0.37）	0.183[3]	−0.017[3]	0.339[3]	0.114[3]	0.111[3]	0.249[3]	1.000[1]	—	—
8	患者距离	0.14（0.35）	0.008[3]	−0.027[3]	−0.005[3]	0.022[3]	−0.005[3]	0.024[3]	0.014[3]	1.000[1]	—
9	患者门诊就诊经验	0.33（0.47）	−0.026[3]	0.013[3]	0.009[3]	0.014[3]	0.021[3]	0.001[3]	−0.035[3]	−0.006[3]	1.000[1]
10	患者爽约	0.11（0.31）	−0.066[3]	−0.011[3]	0.007[3]	0.033[3]	−0.010[3]	−0.038[3]	−0.085[3]	0.110[3]	0.030[3]

1）适用 Pearson 相关分析计算两个变量之间的相关性；2）表示不适用；3）表示 $p < 0.01$

　　为了探讨预约就诊时间和预约就诊时段对患者爽约率的影响，本书分别计算了不同预约就诊时间和预约就诊时段的患者爽约率。周一的患者爽约率为10.9%，周二增到11.2%，周三患者的爽约率下降到最低，为10.3%，随后一直平稳增长直至周末，周末的爽约率最高（13.1%）。预约就诊时段为下午的爽约率（12.5%）比预约就诊时段为上午的爽约率（10.3%）高。

　　在本章的样本中，通过门诊在线预约诊疗的患者中有86.4%来自湖北省，其次是广东省、河南省及浙江省。而湖北省使用门诊在线预约诊疗的患者大部分来自武汉市，共有65.5%的患者来自武汉市，其后是孝感市（5.8%）、黄冈市（5.8%）及荆州市（4.0%）。从结果中可以看出，使用门诊在线预约诊疗的患者大多数来自交通较为便利的邻近地区或经济较为发达的地区。

7.3.4　描述性统计结果

　　本章在表7-4中汇报了 Logistic 回归的结果。本章的模型1仅包含控制变量。根据模型1的 Logistic 回归结果，所有的控制变量均与患者的爽约行为显著相关。年龄与患者的爽约行为显著负相关（$\beta = -0.011$，$p < 0.01$）。这一发现证明，患者年龄越大，他们出现爽约行为的可能性越小。与门诊在线预约诊疗的男性患者相比，女性患者更不容易出现爽约行为（$\beta = -0.033$，$p < 0.01$）。本章的模型2中，除控制变量外还纳入了主效应。从模型2可以看出，医生类型的系数为负值且显著（$\beta = -0.687$，$p < 0.01$），这意味着与医生类型为普通号的患者相比，医生类型为专家号的患者出现爽约行为的可能性较小，H7-1得到了支持。患者距离与患者的爽约行为显著相关（$\beta = 0.111$，$p < 0.01$），这也就是说，如果患者距离医院越远，

其发生爽约行为的可能性就越大，因此支持 H7-2。医生在线评分越高，患者出现爽约行为的可能性就越低（$\beta = -0.350$，$p < 0.01$）。这一发现证实了患者感知质量的作用，H7-3 也得到了支持。对于预约就诊时间而言，与预约就诊时间为周末的患者相比，预约就诊时间为周三（$\beta = -0.040$，$p < 0.1$）或周四（$\beta = -0.045$，$p < 0.05$）的患者出现爽约行为的可能性较小。相比之下，预约就诊时间为周五的门诊患者（$\beta = 0.064$，$p < 0.01$）更有可能出现爽约行为，部分支持了 H7-4。预约就诊时段也与患者的爽约行为有着显著的正向关系。具体而言，在门诊在线预约诊疗中，预约就诊时段为下午的患者比预约就诊时段为上午的患者更容易爽约（$\beta = 0.282$，$p < 0.01$），H7-5 也得到了支持。预约提前期与患者爽约行为有着显著的正相关关系，即预约提前期越长，门诊在线预约诊疗中患者发生爽约行为的可能性就越大（$\beta = 0.030$，$p < 0.01$），因而支持 H7-6。

表 7-4　Logistic 回归估计结果

变量		模型 1	模型 2	模型 3
年龄		-0.011（0.000 3）***	-0.008（0.000 3）***	-0.008（0.000 3）***
性别		-0.033（0.011）***	-0.055（0.011）***	-0.057（0.011）***
预约提前期			0.030（0.001）***	0.030（0.001）***
预约就诊时段			0.282（0.011）***	0.278（0.011）***
预约就诊时间	周一		0.008（0.021）	0.010（0.021）
	周二		0.018（0.021）	0.018（0.021）
	周三		-0.040（0.021）*	-0.042（0.021）**
	周四		-0.045（0.021）**	-0.047（0.021）**
	周五		0.064（0.022）***	0.063（0.022）***
医生在线评分			-0.350（0.030）***	-0.357（0.030）***
医生类型			-0.687（0.014）***	-0.864（0.017）***
患者距离			0.111（0.014）***	0.102（0.108）***
患者门诊就诊经验				-0.227（0.023）***
医生类型×患者门诊就诊经验				0.515（0.026）***
患者距离×患者门诊就诊经验				0.034（0.030）
样本总量		382 004	382 004	382 004
可能性		$-131\ 972.7$	$-130\ 294.5$	$-129\ 967.7$
赤池信息量		263 951.4	260 614.9	259 967.5

注：本章报告了标准化回归系数，并在括号中报告了标准误

***表示 $p < 0.01$，**表示 $p < 0.05$，*表示 $p < 0.1$

除了主效应和控制变量外，模型 3 还展示了调节作用。模型 3 中所有主效应系数均显著，且与模型 2 一致。患者门诊就诊经验与患者爽约行为之间具有显著的负向关系（$\beta = -0.227$，$p < 0.01$）。这种关系表明，有过就诊经验的门诊患者与首次就诊的门诊患者相比，其出现爽约行为的可能性较少。本章假设，患者门诊就诊经验对医生类型和患者爽约行为之间具有正向的调节作用。模型 3 中显示，患者门诊就诊经验可以降低由医生类型引起的患者的爽约行为发生的概率（$\beta = 0.515$，$p < 0.01$），H7-7a 因此得到了支持。但是，对于由于患者距离导致的患者爽约行为，患者门诊就诊经验的调节作用并不显著，不支持 H7-7b。下一步，本章将对研究模型进行稳健性检验。

7.3.5　稳健性检验结果

为了检验研究模型的稳健性，本章结合了微医上的医生在线评分。微医是中国的移动互联网医疗健康服务平台，为全国各地的患者提供门诊在线预约服务。在稳健性检验中，本章使用了新的医生在线评分。据此，本章检验了实证模型的稳健性。模型 4 的检验结果显示于表 7-5 中。由于不同的疾病类型也会影响到门诊患者的爽约行为（Whiting et al.，2015）。而疾病的类型因专科类型而异。因此，考虑不同专科类型对结果的影响是十分必要的。在稳健性检验中，本章在模型 3 中增加了 71 个专科作为控制变量构成模型 5。其中，内科的门诊在线预约患者爽约率为 10.2%，外科的爽约率为 9.0%，儿科的爽约率为 9.2%，中西医结合科的爽约率为 19.4%，口腔科的爽约率为 10.2%。模型 5 的估计结果同样展示在表 7-5 中。由于专科的分类过多，因此没有详细报告每个专科的详细估计结果。稳健性检验的结果与模型 3 中的结果保持一致。

表 7-5　稳健性检验结果

变量		模型 4	模型 5
年龄		-0.008（0.000 3）[***]	-0.009（0.000 3）[***]
性别		-0.060（0.011）[***]	-0.052（0.011）[***]
预约提前期		0.029（0.001）[***]	0.028（0.001）[***]
预约就诊时段		0.278（0.011）[***]	0.284（0.012）[***]
预约就诊时间	周一	0.001（0.021）	-0.008（0.022）
	周二	0.012（0.021）	0.031（0.022）
	周三	-0.047（0.021）[**]	-0.053（0.023）[**]
	周四	-0.050（0.021）[**]	-0.050（0.023）[**]
	周五	0.064（0.022）[***]	0.065（0.024）[***]

续表

变量	模型 4	模型 5
医生在线评分	—	-0.384（0.032）***
医生在线评分（新）	-0.098（0.016）***	—
医生类型	-0.864（0.018）***	-0.873（0.018）***
预约就诊专科	—	部分显著
患者距离	0.099（0.018）***	0.094（0.020）***
患者门诊就诊经验	-0.227（0.023）***	-0.204（0.025）***
医生类型×患者门诊就诊经验	0.512（0.026）***	0.478（0.028）***
患者距离×患者门诊就诊经验	0.033（0.030）	0.029（0.033）
样本总量	382 004	328 356
可能性	$-130\ 022.7$	$-111\ 738$
赤池信息量	223 520	223 520

注：本章报告了标准化回归系数，并在括号中报告了标准误

***表示 $p < 0.01$，**表示 $p < 0.05$

7.4　实　证　结　果

本章利用患者爽约影响因素研究中的数据集进行患者爽约风险预测模型的构建，主要预测变量除年龄、性别、医生类型、医生在线评分、患者距离、预约就诊时间、预约就诊时段、预约提前期及患者门诊就诊经验外，还新增了医院院区（三分类变量：分为主院区、光谷院区及中法新城院区）、预约创建时间、预约就诊专科、患者来源省份及预约就诊具体时间等预测变量，共包含 17 个预测变量。研究使用的结果变量仍为患者是否爽约。患者爽约预测模型研究数据集的总样本量为 382 004。此外，本章使用 Logistic 回归模型、朴素贝叶斯方法、随机森林及装袋法这四种机器学习方法构建患者爽约预测模型。

本章将数据集划分为训练集和测试集，将数据集按照 3：1 的比例进行切分，选取 75% 的数据集（$N = 286\ 503$）为训练集，选取 25% 的数据集（$N = 95\ 501$）作为测试集。本章使用训练集进行患者爽约预测模型的训练，使用测试集进行患者爽约预测模型效果的评估。

7.4.1　Logistic 回归模型

不同于传统的线性回归模型，Logistic 回归模型是一种适用于处理分类变量的回归方法，主要用于解决结果变量为二分类变量的问题。对于 Logistic 回归模

型而言，其主要用于预测由不同预测变量组成的分类函数的概率。对本章来说，Logistic 回归模型的结果变量为二元分类变量，表示为未爽约/爽约，其中未爽约记为 0，表示患者爽约这一事件并未发生；爽约记为 1，表示发生了患者爽约这一事件。在 Logistic 回归模型中，预测变量不一定必须为连续变量，也可以为分类变量。不同于传统线性回归模型，Logistic 回归模型既不要求预测变量和结果变量之间存在线性关系，也不要求结果变量和误差项必须为正态分布。

Logistic 回归模型可以写为

$$\text{Logit}\left\{\frac{p}{1-p}\right\} = \beta_0 + \beta_1 X_1 + \beta_2 X_2 + \beta_3 X_3 + \cdots + \beta_i X_i$$

其中，p 为结果变量 $Y=1$ 的概率；$X_1, X_2, X_3, \cdots, X_i$ 为预测变量；$\beta_1, \beta_2, \beta_3, \cdots, \beta_i$ 为回归系数，可以通过样本数据进行计算得到。

对于 Logistic 回归模型，一般会采用一个变换函数，也称为联系函数（link function），变换函数会根据自变量中的二项分布创建出一个线性函数。用于二项分布的联系函数被称为 Logistic 函数。

Logistic 函数 $\sigma(t)$ 的定义为

$$\sigma(t) = \frac{e^t}{e^t + 1} = \frac{1}{1 + e^t}$$

此外，Logistic 损失函数又称为对数损失函数，其公式为

$$L(Y, P(Y|X)) = -\log P(Y|X)$$

在其参数模型估计中，对数似然函数的极大化对应了损失函数的极小化。Logistic 回归使用最大似然估计（maximum likelihood estimation）法，即 Logistic 损失函数为对数损失函数的风险最小化。最大似然估计法具有正态性、有效性、一致性等特点。但是，保证这些特点的前提条件是足够大的样本规模。Logistic 回归模型对样本量的要求较大，为了确保回归方程的稳定性，保证回归方程系数估计的准确性，其样本量至少是变量数的 10 倍。本章的样本量为 382 004 个，训练集的样本量 286 503 个，测试集的样本量为 95 501 个，而模型共包含 18 个变量，包括一个结果变量及 17 个预测变量，符合 Logistic 回归模型对于样本量的要求，确保了模型最终结果的稳定性。本章使用 R 语言工具 glmnet 软件包进行 Logistic 预测模型构建。

Logistic 回归模型的预测结果展示在表 7-6 中，从表 7-6 中可以看出，对于测试集而言，Logistic 回归模型预测的准确率为 89.1%。预测精度较高。但 Logistic 回归模型的灵敏度为 99.9%，其特异性仅为 1.1%，可能是由于本章的部分预测变量与 Logistic 概率之间为非线性关系，造成了 Logistic 回归模型的分类效果不佳。对于测试集上 84 945 名未爽约的患者而言，Logistic 回归模型可以准确识别 84 941 名未爽约患者。但对于测试集上的 10 556 名爽约患者而言，Logistic 回归模型仅能

识别 118 名爽约患者。这也就导致了 Logistic 回归模型拥有较好的灵敏度和准确率，其特异性却有待提高。

表 7-6　Logistic 回归模型预测结果

方法	实际值	预测值		灵敏度	特异性	准确率
		未爽约	爽约			
Logistic 回归模型	未爽约	84 941	4	99.9%	1.1%	89.1%
	爽约	10 438	118			

7.4.2　朴素贝叶斯方法预测模型结果

朴素贝叶斯方法是一种基于概率模型的机器学习算法，其早期主要应用于文本分类。朴素贝叶斯方法的算法思想是先计算出各个类别的先验概率，再利用贝叶斯定理计算出各特征属于某个类别的后验概率，具有最大后验概率（maximum a posteriori）估计值的类别即为最终的类别。朴素贝叶斯分类问题属于离散型问题，需要考虑特征之间的独立性，离散型朴素贝叶斯模型分为基于二项分布的伯努利朴素贝叶斯及基于多项式分布的多项式朴素贝叶斯。

贝叶斯定理又称贝叶斯法则或贝叶斯公式，其把两个事件之间的条件概率定义为

$$P(A \mid B) = \frac{P(B \mid A) \cdot P(A)}{P(B)}$$

其中，$P(A)$ 为先验概率；$P(A \mid B)$ 为后验概率，其含义为事件 A 在已知事件 B 的情况下发生的概率；$P(B)$ 为边际似然；$P(B \mid A)$ 为似然；$P(B \mid A) \cdot P(A)$ 为联合概率，其表示事件 A 和事件 B 交集的概率，即事件 A 和事件 B 同时发生的概率。贝叶斯定理可以被整理为

$$P(A \mid B) = \frac{P(B \mid A)}{P(B)} \times P(A)$$

其中，$\dfrac{P(B \mid A)}{P(B)}$ 为事件 B 对事件 A 发生的概率的影响。

先验概率表示某个事件在没有考虑某些证据的情况下发生的确定性。而后验概率是指事件 A 在另一个事件作为条件的情况下发生的概率。假设有一个由向量 $x = (x_1, x_2, x_3, \cdots, x_n)$ 表示的数据集，其中包含了 n 个相互独立的特征，那么给定的观测数据可以根据概率 $P(C_k \mid x_1, x_2, \cdots, x_n)$ 分类到 k 个类别的任何一个 C_k 中。根据贝叶斯定理，该条件概率可以表示为

$$P(C_k \mid x) = \frac{P(C_k)P(xC_k)}{P(x)}$$

本章使用 R 语言工具 e1701 软件包进行基于朴素贝叶斯方法的患者爽约预测模型构建。

基于朴素贝叶斯方法的预测模型的预测结果展示在表 7-7 中，从表 7-7 中可以看出，对于测试集而言，朴素贝叶斯方法的预测准确率为 88.5%，略低于 Logistic 回归模型的预测准确率。根据朴素贝叶斯方法构建的预测模型的灵敏度为 99.3%，其特异性与 Logistic 回归预测模型的特异度相似，仅为 1.3%。由于朴素贝叶斯方法是建立在特征之间相互独立的假设基础上，而本章中的部分预测变量可能不符合这个假设，这也就造成了朴素贝叶斯方法的效果不佳。换言之，朴素贝叶斯方法对于测试集上 84 945 名未爽约的患者而言，朴素贝叶斯方法可以准确识别84 347 名未爽约患者。但对于测试集上的 10 556 名爽约患者而言，朴素贝叶斯方法仅能识别 140 名爽约患者。这也就说明了朴素贝叶斯方法的灵敏度和准确率略低于 Logistic 回归模型，虽然其特异性略高于 Logistic 回归模型，但对于测试集中的爽约患者识别中仍然存在分类不准确的问题。

表 7-7　基于朴素贝叶斯方法的预测模型的预测结果

方法	实际值	预测值		灵敏度	特异性	准确率
		未爽约	爽约			
朴素贝叶斯方法	未爽约	84 347	598	99.3%	1.3%	88.5%
	爽约	10 416	140			

7.4.3　随机森林及装袋法预测模型结果

随机森林及装袋法均为基于决策树的分类方法。决策树不同于其他基于统计技术的机器学习算法，决策树为非参数模型，不存在任何基本的假设。随机森林算法或随机决策森林（random decision forests）是一种以分类器为决策树的组合分类器算法。随机森林是可以被用来进行分类、回归等的一种整体学习方法，其最早于 2001 年由布赖曼和库特勒提出。随机森林通过在训练时构造大量决策树并输出作为各个树的类模式（分类）或均值预测（回归）的类来进行操作。随机森林克服了决策树对训练数据集过度拟合的缺点，并且具有较高的预测准确率，还可以很好地适应异常值和噪声，具有较好的分类性能。

随机森林的模型训练过程分为三步，首先，建立多个训练数据集。其次，对生成的数据集进行训练，生成决策树，从 X 个预测变量中随机选取 M 个属性

（$M<X$）构成 X_i 作为一个随机特征子空间，并作为决策树当前节点的分割属性集。在随机森林模型的开发过程中，M 的值保持不变。再次，从随机特征子空间 X_i 中选择最优分割属性从而对该节点进行分割。最后，依据每个训练数据集 T_i 生成的对应决策树 $h_i(T_i)$，并将新生成的对应决策树进行组合。生成一个新的随机森林模型 $\{h_1(T_1), h_2(T_2), h_3(T_3), \cdots, h_i(T_i)\}$。随机森林具有适用于处理海量数据，对变量属性没有要求，即使数据集有所缺损也仍能保持较高的预测精度等优点。

装袋法，又称引导聚类算法（bootstrap aggregating），最初由布赖曼于 1994 年提出，是机器学习领域的一种团体学习算法。装袋法可通过与其他分类、回归算法结合，在提高其准确率、稳定性的同时，降低结果的方差，避免过拟合的发生。装袋法与随机森林不同的地方在于，随机森林使用改良的树进行学习算法，该算法在学习过程中的每个候选分割处选择特征变量的随机子集。

本章使用 R 语言工具随机森林软件包进行随机森林及装袋法预测模型构建。

随机森林及装袋法预测模型的预测结果均展示在表 7-8 中，从表 7-8 中可以看出，随机森林对测试集的预测准确率为 99.5%，高于 Logistic 回归模型及朴素贝叶斯方法的预测准确率。根据随机森林方法构建的预测模型的灵敏度为 99.9%，高于朴素贝叶斯方法的灵敏度，与 Logistic 回归模型的灵敏度相同。但随机森林模型的特异性为 96.3%，远高于 Logistic 回归模型及朴素贝叶斯方法。换言之，对于测试集上 84 945 名未爽约的患者而言，随机森林可以准确识别 84 897 名未爽约患者。而且对于测试集上的 10 556 名爽约患者而言，随机森林可以识别 10 168 名爽约患者。这也就说明了随机森林具有较高的查准率和查全率，其预测模型效果较好，好于 Logistic 回归模型及朴素贝叶斯方法。

表 7-8　随机森林及装袋法模型预测结果

方法	实际值	预测值		灵敏度	特异性	准确率
		未爽约	爽约			
随机森林	未爽约	84 897	48	99.9%	96.3%	99.5%
	爽约	388	10 168			
装袋法	未爽约	84 870	75	99.9%	96.4%	99.5%
	爽约	385	10 171			

从表 7-8 中可以得到，装袋法对测试集的预测准确率为 99.5%，高于 Logistic 回归模型及朴素贝叶斯方法的预测准确率，与随机森林预测模型的准确率相当。根据装袋法构建的预测模型的灵敏度为 99.9%，高于朴素贝叶斯方法的灵敏度，与 Logistic 回归模型及随机森林的灵敏度相同。但装袋法模型的特异性为 96.4%，远高于 Logistic 回归模型及朴素贝叶斯方法，略高于随机森林模型的特异性。简言之，

对于测试集上 84 945 名未爽约的患者而言,装袋法可以准确识别 84 870 名未爽约患者,对于测试集上的 10 556 名爽约患者而言,装袋法可以识别 10 171 名爽约患者。这也就说明了装袋法同样具有较高的查准率和查全率,其预测模型效果好于 Logistic 回归模型及朴素贝叶斯方法。

装袋法预测成功的总患者数为 95 041 名,略低于随机森林的 95 065 名。相较于随机森林而言,装袋法拥有略高一筹的查全率。而随机森林则相较于装袋法拥有较好的查准率。随机森林及装袋法的模型性能要远好于 Logistic 回归模型及朴素贝叶斯方法。因此,综合而言,随机森林及装袋法拥有最好的模型性能,适合作为患者爽约的预测模型。

7.5 讨论与结论

7.5.1 讨论

本章的主要目的是探讨门诊在线预约中患者爽约行为的影响因素及在门诊在线预约中患者门诊就诊经验的调节作用。此外,本章还利用机器学习算法对门诊在线预约中患者的爽约行为进行了合理的预测。首先,本章调查了性别和年龄等人口统计学特征对门诊在线预约中患者爽约行为的影响。其次,本章讨论了预约就诊时间、预约就诊时段、预约提前期、医生在线评分、医生类型及患者距离对门诊在线预约中患者爽约行为的影响。再次,研究探索了患者门诊就诊经验的调节作用。从研究的实证结果和稳健性检验结果来看,本章中的大多数结果都是显著的。最后,研究利用 Logistic 回归模型、朴素贝叶斯方法、随机森林及装袋法构建预测模型,从而对门诊在线预约中患者的爽约行为进行了合理有效的预测。

总之,本章的回归结果表明,患者的性别和年龄是影响门诊在线预约中患者爽约行为的重要因素。年龄对患者的爽约行为有着显著的负面影响。与年轻人相比,年龄较大的患者出现爽约行为的可能性较小,这与以前的研究保持一致。现有的研究表明,性别对患者的爽约行为同样有着有显著的影响。同样,研究的实证结果发现,门诊在线预约中,女性患者比男性患者更不容易出现爽约行为。

根据本章模型的主效应,实证分析的结果表明,门诊在线预约中的预约提前期可以对预约患者的爽约行为产生积极且显著的影响,其中,门诊在线预约患者的预约提前期越长,其爽约行为发生的可能性就越大。对于这一结果,一种可能性的解释是,较长的预约提前期可能会导致患者较高的遗忘风险,同时,较长的预约提前期也意味着患者在等待就诊的时间内更容易遇到其他突发情况,从而使通过门诊在线预约的患者更容易错过自身的预约诊疗服务。另外,与预约就诊时段为上午的患者相比，预约就诊时段为下午的患者出现爽约行为的风险更高。而预约就诊时间为周三和周四的门诊患者与预约就诊时间为周末的门诊患者相比，其出现爽约行为的可能性较小。有趣的是，预约就诊时间为周五的门诊患者出现爽约行为的可能性比预约就诊时间为周末的患者要高。由于使用门诊在线预约的患者的平均年龄为 36.6 岁，因此，大部分使用在线预约方式进行门诊预约诊疗服务的患者多为年龄较小的患者，并且拥有工作。因此，相较于周末等休息日而言，周五作为工作日的最后一天，其遇到意外状况的可能性要高于周末，这可能导致了预约就诊时间为周五的患者相较于预约就诊时间为周末的患者更容易爽约。

同时，医生在线评分也对患者的爽约行为产生了显著的负面影响。医生在线评分越高，患者出现爽约行为的可能性就越低。这是由于较高的医生在线评分往往会给患者带来更高的感知质量，从而降低了患者爽约行为发生的可能性。此外，门诊在线预约中的医生类型也会对患者的爽约行为产生显著的负向影响。鉴于预约挂号类型为专家号时，对患者而言通常意味着更高的医疗服务质量，与预约医生类型为普通号的患者相比，预约医生类型为专家号的患者出现爽约行为的可能性较小。此外，患者距离也会对患者爽约行为产生积极的显著影响。由于门诊在线预约打破了地理因素的限制，距离医院较远的患者也可以通过使用在线预约的方式来获得医院门诊的医疗服务。然而，由于交通运输方式的局限性及由距离因素所引起的其他问题，相较于距离医院较近的患者而言，位置距离医院较远的患者出现爽约行为的可能性较高。

本章还进一步探讨了患者门诊就诊经验对医生类型和患者距离及患者爽约行为之间关系的调节作用。本章的实证分析结果表明，与首次就诊的患者相比，有过门诊就诊经验的患者在门诊在线预约时发生爽约行为的风险较低。该结果与先前的研究结果一致，并证实了患者门诊就诊经验的作用。与此同时，患者门诊就诊经验对医生类型和患者爽约行为之间的关系具有显著的积极调节作用。因此，患者门诊就诊经验可以减少由医生类型所引起的门诊爽约行为发生的可能性。但是，患者门诊就诊经验对患者距离与患者爽约行为之间关系没有显著的调节作用。

本章成功利用机器学习算法，针对门诊在线预约患者数据集，构建出了门诊在线预约中患者爽约的预测模型。预测模型结果显示，相较于 Logistic 回归模型和朴素贝叶斯方法而言，随机森林及装袋法拥有更好的准确率、灵敏度及特异性，更加适合作为门诊在线预约中患者爽约行为的预测模型。一种可能的解释是本章仅纳入了 17 个预测变量，对于 Logistic 回归及朴素贝叶斯方法而言，预测变量略显不足，导致了这两种方法虽然拥有较好的预测准确率及灵敏度，但其预测模型的特异性过低，不适合作为门诊在线预约中患者爽约行为的预测模型。

7.5.2　本章小结

　　本章发现性别、年龄、预约提前期、预约就诊时段、预约就诊时间、在线医生评分、医生类型、患者距离及患者门诊就诊经验与患者门诊在线预约中的爽约行为密切相关。此外，门诊在线预约中，患者门诊就诊经验对医生类型与患者爽约行为之间的关系起着显著的调节作用。同时，本章构建了患者爽约行为的预测模型，模型的结果显示，随机森林及装袋法拥有最好的灵敏度、特异性及准确率，适合用于构建门诊在线预约中患者爽约的预测模型。希望在未来的研究中可以进一步加深对门诊在线预约中患者爽约行为的理解。

本章参考文献

曹萍萍. 2014. 考虑患者行为因素的混合型门诊预约策略研究[D]. 沈阳：东北大学.

顾东晓，李培培，杨雪洁. 2017. 网络在线预约挂号系统用户的爽约行为研究[J]. 情报科学，35（6）：99-106.

Ajzen I. 1991. The theory of planned behavior[J]. Organizational Behavior and Human Decision Processes，50（2）：179-211.

Ajzen I，Fishbein M. 1980. Understanding Attitudes and Predicting Social Behavior[M]. Englewood Cliffs：Prentice-Hall.

Ajzen I. 1985. From intentions to actions：a theory of planned behavior[C]//Kuhl J，Beckmann J. Action Control. Berlin：Springer：11-39.

Bandura A. 1977. Self-efficacy：toward a unifying theory of behavioral change[J]. Psychological Review，84（2）：191-215.

Carroll J S，Payne J W. 1976. The psychology of the parole decision process：a joint application of attribution theory and information-processing psychology[C]//Carroll J S，Payne J W. Cognition and Social Behavior. Oxford：Lawrence Erlbaum：21-40.

Cheng S，Lam T，Hsu C H C. 2005. Testing the sufficiency of the theory of planned behavior：a case of customer dissatisfaction responses in restaurants[J]. International Journal of Hospitality Management，24（4）：475-492.

Cronin P R，Decoste L，Kimball A B. 2013. A multivariate analysis of dermatology missed appointment predictors[J]. JAMA Dermatology，149（12）：1435-1437.

Daggy J，Lawley M，Willis D，et al. 2010. Using no-show modeling to improve clinic performance[J]. Health Informatics Journal，16（4）：246-259.

Dantas L F，Fleck J L，Oliveira F L C，et al. 2018. No-shows in appointment scheduling—a systematic literature review[J]. Health Policy，122（4）：412-421.

Dantas L F，Hamacher S，Oliveira F L O，et al. 2019. Predicting patient no-show behavior：a study in a bariatric clinic[J]. Obesity Surgery，29（1）：40-47.

Ding X R，Gellad Z F，Mather C，et al. 2018. Designing risk prediction models for ambulatory no-shows across different specialties and clinics[J]. Journal of the American Medical Informatics Association，25（8）：924-930.

Fiorillo C E，Hughes A L，Chen C I，et al. 2018. Factors associated with patient no-show rates in an academic otolaryngology practice[J]. Laryngoscope，128（3）：626-631.

Fishbein M，Ajzen I. 1977. Belief，Attitude，Intention and Behavior：An Introduction to Theory and Research[M]. Boston：

Addison Wesley.

Heider F. 1958. The Psychology of Interpersonal Relations[M]. Hoboken：John Wiley & Sons Inc.

Huang Y，Hanauer D A. 2014. Patient no-show predictive model development using multiple data sources for an effective overbooking approach[J]. Applied Clinical Informatics，5（3）：836-860.

Jones E E，Davis K E. 1965. A theory of correspondent inferences：from acts to dispositions[J]. Advances in Experimental Social Psychology，2（1）：219-266.

Jones E E，Nisbett R E. 1971. The Actor and the Observer：Divergent Perceptions of the Causes of Behavior[M]. New York：General Learning Press.

Kelley H H. 1967. Attribution theory in social psychology[J]. Nebraska Symposium on Motivation，15：192-238.

Lee S J，Heim G R，Sriskandarajah C，et al. 2018. Outpatient appointment block scheduling under patient heterogeneity and patient no-shows[J]. Production and Operations Management，27（1）：28-48.

Mold F，de Lusignan S. 2015. Patients' online access to their primary care electronic health records and linked online services：implications for research and practice[J]. Journal of Personalized Medicine，5（4）：452-469.

Ramsaran-Fowdar R R. 2005. Identifying health care quality attributes[J]. Journal of Health and Human Services Administration，27（4）：428-443.

Romano R，Baum N. 2014. Reputation management[J]. The Journal of Medical Practice Management，29（6）：369-372.

Sjovall A M，Talk A C. 2004. From actions to impressions：cognitive attribution theory and the formation of corporate reputation[J]. Corporate Reputation Review，7：269-281.

Weiner B. 1974. Cognitive Views of Human Motivation[M]. New York：Academic Press.

Weiner B. 1986. An Attributional Theory of Motivation and Emotion[M]. New York：Springer：159-190.

Whiting P S，Greenberg S E，Thakore R V，et al. 2015. What factors influence follow-up in orthopedic trauma surgery？[J]. Archives of Orthopaedic and Trauma Surgery，135（3）：321-327.

Ye Q，Deng Z H，Chen Y Y，et al. 2019. How resource scarcity and accessibility affect patients' usage of mobile health in china：resource competition perspective[J]. JMIR mHealth and uHealth，7（8）：e13491.

Zhou Y，Dong D，Jiang W. 2018. Influence factors of patient no show in a outpatient department[J]. IOP Conference Series：Materials Science and Engineering，439（3）：032047.

第四篇　在线医疗团队行为研究

第8章　在线医疗团队服务需求的影响因素

随着移动平台上沟通和协作的加深，人们致力于推进在线虚拟团队的发展，医疗保健行业也不例外。在过去的 20 年里，医疗保健服务提供者与其他组织部门的个人和团队进行更频繁的合作，改善全球的医疗保健供应，满足公民的各种健康需求。2017 年以来，中国在线医疗社区中出现了好大夫在线、微医等在线医疗团队。

在线医疗团队通常由一名领导者和其他医疗专业成员（如在世界各地不同部门、医院或地区工作的医生和顾问）组成。通过在线合作为患者服务，在线医疗团队的主要利益相关者（包括医生和患者）获得了许多益处。第一，以团队为基础的服务提供了一个让成员更容易被他人了解的机会，扩展了在线医疗团队成员的专业网络。第二，通过与其他科室、医院或地区的医生合作，建立牢固的社会关系，在共同讨论的过程中交流个人经验和教训。第三，在线医疗团队可以提高患者的信任度，减少信息不对称，因为多名医生提供的建议可以减少患者对诊断或建议的不确定性。总之，以团队为基础提供服务使医生能够通过咨询世界各地的其他专业人员做出更明智的决定，并减少患者在诊断和康复过程中的不确定性。

在线医疗团队出现之前，医疗咨询是医生一对一的服务，患者等待时间较长，由于只接受一位医生的广告服务或诊断，医疗结果往往存在偏差。目前，患者仍然缺乏同时获得多名医生提供的医疗服务的有效渠道，在线医疗社区现有的医疗服务提供者面临许多困难，包括：①医生同时接触很多患者，医生往往难以平衡在线和离线服务之间的工作量；②部分在线医疗社区上的医生由于年龄太小、被认为经验不足或其他原因，接诊的患者较少。考虑到网络医疗服务的不平衡和两极分化，医院有必要合理配置医生和时间。公民对高质量医疗保健的要求和医患之间日益增加的信任问题给传统医疗服务的提供带来了压力。由于团队成员强大的综合资本，在线医疗团队有可能在为患者提供更高质量的服务，减轻压力的同时，分享医生在在线医疗社区上的工作。作为改善在线医疗保健服务的一种手段，在线医疗团队已经引起了行业的高度关注。因此本章提出了两个问题：①领导者的特质如何影响团队构成？②在线医疗团队的专业资本和团队异质性如何影响团队服务需求？

8.1 理 论 基 础

8.1.1　在线医疗社区中在线医疗团队策略及相关理论

　　医疗保健服务提供者之间的协作可作为改善全球医疗保健供应的一项战略。在西方国家的医疗保健场景中,在线医疗团队的应用逐渐普及开来。尽管与传统的医疗团队相比,虚拟工作存在困难,但由于上述优点,在线医疗社区上的新兴医疗团队被认为有潜力改善医疗服务。在线医疗团队打破了传统的"一次一个医生"的接诊方式,可视为"集体就诊"。此外,在线医疗团队具有集体智慧的好处,以及成员间的时间、知识或经验的互补性,并能及时提供基于团队的医疗服务(Collins et al.,2011;Nambisan,2002)。团队服务需求作为一种新的医疗服务提供方式,研究团队服务需求的影响因素,有助于促进团队服务需求的良性发展和就业。

8.1.2　高阶理论

　　这一理论解释了团队成果与团队背景特征之间的关系,特别是在高级管理团队中,它为解释个人和团队属性的影响提供了一个全面的框架。领导者利用他们的专业资本组建团队,吸引患者选择在线医疗团队。一个团队一旦形成,就具有两个特征:团队的专业资本和团队异质性。根据高阶理论,一个团队领导者的专业资本和团队异质性反映了整个团队的实力,可以减少信息不对称吸引患者选择,最终有利于团队的发展和声誉。综上所述,领导者和团队的这些特征会影响大多数虚拟团队的结果(Maynard et al.,2012),但是对于医疗保健行业虚拟团队的这一现象,还缺乏深入的研究。

8.1.3　专业资本及相关理论

　　专业资本被认为是一种与社会利益相关的有价值且罕见的资本类型,由地位和决策这两个维度组成,作为消费行为的两种动机(Correia et al.,2014)。首先,地位资本体现了专业人员在社会中的个人优势和社会优势,这一直是患者做出选择的基础。本章采用医生职称、医院、地区等来衡量地位资本。其次,决策资本强调医患关系,这种关系是通过一段时间的互动而相互发展的,反映了患者对医生的忠诚。

8.1.4　社会交换理论

社会交换理论被广泛用于理解在线社区上的交换。因此，在线医疗团队和医患之间的互动是一种专业资本的交换，这说明专业资本越高的团队，提供的团队服务越连贯。显然，在线医疗团队模式主要是医患之间的经济交流。

社会资本在各个层面都得到了广泛的利用，如在个人或集体层面，涉及社区、组织和整个国家。在本章中，资本被看作个人和团队的水平。在领导者层面，领导者在团队中起着关键作用，能够影响其他成员，所以本章将考虑领导者的专业资本。在团队层面上，Oh 等（2004）论证了团队的社会资本是团队成员社会关系及其结构的配置，因此本章强调团队成员的综合状态和决策资本，并强调整个在线医疗团队的决策资本。根据社会交换理论，领导者和团队的专业资本必然会对消费者的选择产生显著影响。

8.1.5　团队异质性及其对团队结果的影响

团队异质性通常反映了团队成员人口学特征的分布，如性别、年龄、功能经验、任期等，这也是在线医疗团队的一个重要特征。学者从不同角度对团队异质性进行了研究。一些人确定了团队异质性（国际经验、教育水平、功能经验和任期）与团队结果之间的重要关系，而另一些人则研究了团队异质性的调节作用（Lui et al.，2019；Alexiev et al.，2010）。因此，本章探讨了团队异质性对团队成果的直接影响和调节作用。

基于高阶理论，团队异质性可能影响团队产出。之前的研究并没有对团队异质性和团队结果之间的关系得出一致的结论。一些研究者关注了人口统计学特征的异质性（如团队成员的教育水平、性别、年龄和经验），发现团队异质性与团队结果之间存在正相关关系（Aspelund et al.，2005；Henneke and Lüthje，2010）。然而，其他研究者却得出了不同的结论，其中一项研究发现，高异质性的团队可能会增加成员之间的矛盾和合作成本（Bantel and Jackson，1989）。随着在线医疗社区中在线医疗团队的出现，需要研究在医疗保健环境中团队异质性的影响。

现有研究考察了对在线医疗社区的一对一服务需求的决定因素，以及其他领域通过线下和虚拟渠道提供的在线医疗团队的服务需求。以往的研究为团队成果的影响因素提供了理论基础。第一，根据社会交换理论，一般将专业资本分为两个维度——地位资本和决策资本，这对团队绩效和医生在线回报有显著影响。第二，团队异质性与成员构成有关，可以通过各种相互作用直接或间接地影响绩效。然而，大多数研究都是从医生个体的角度出发，忽略了团队中的其他因素（社会资本或团队异质性）。因此，在线医疗团队作为一种新型的服务提供方式，如何持续吸引更多的顾客，还需要进一步的研究。

根据高阶理论，本章利用从某中国在线医疗社区收集的数据，实证地研究了在线医疗团队如何进行最优效率部署。针对在线医疗团队的显著特征，探讨了团队领导者和在线医疗团队的专业资本（地位资本和决策资本）对在线医疗团队的影响，以及团队异质性及其调节机制。

8.2　研究模型和假设

在本章中，试图检验领导者和团队的特征对基于团队的服务需求的影响。患者可以通过在线医疗团队成员的主页或团队的主页在在线医疗社区中寻找和选择在线医疗团队，然后可以通过扫描快速响应码获得服务。鉴于对在线医疗社区的保密和安全要求，只有价格、回复速度和团队组成作为可用信息提供给用户。本章从其他领域的团队异质性对团队绩效影响的文献中提取因素，并运用相关理论，特别是社会交换理论，强调社会资本或专业资本。这就构建了一个包含三个主要要素的概念模型：①领导者的专业资本；②团队的专业资本；③团队异质性。模型的细节如图 8-1 所示。

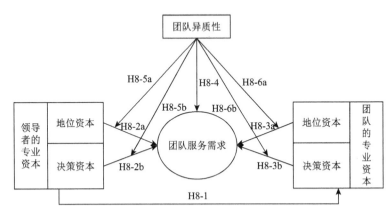

图 8-1　概念模型

8.2.1　专业资本与团队服务需求

基于之前的研究，检验专业资本在团队和个人层面的影响，个人层面的专业资本和团队层面的专业资本之间联系的性质如下所述。第一，在在线医疗社区中，团队的专业资本代表了在线医疗团队所拥有的关于成员之间的相互关系和相互联系的集体价值。第二，领导力被认为是成功的团队运作的关键，团队领导者在选择其他成员时有自主权，通常是基于结果考虑，而不是出于政治或其他考虑。第三，领导者的专业资本起着重要的作用，那些拥有高专业资本的领导者更倾向于吸引具有高决策资本（高忠诚度和高知名度）的成员。他们还会吸引拥有高地位资本的医生，因为领导者通常会召集志同道合的人。因此，一个拥有较高专业资本的领导者所组建的团队，成员间的合作能力会更强。基于此分析，领导者的专业资本与团队的专业资本高度正相关。因此，提出如下假设。

H8-1：拥有更高专业资本（地位资本和决策资本）的领导者更有可能组建拥有更高专业资本（地位资本和决策资本）的团队。

在患者的决策中也会考虑到专业资本。一方面，高地位资本代表了更多的资源。患者将地位较高的医生（如职称或顶级医院）视为服务质量较高的信号，认为该医生比其他医生更好（即更专业、更有知识、更可靠、更有价值）。另一方面，医生的受欢迎程度可以通过在线医疗社区上的决策资本来表示（Veblen，1994）。人们普遍认为，领导力对于团队有效性和绩效至关重要。领导者的主要行为特征是支配性，他们在社交场合更加主动，把人们介绍给彼此，并通过刺激互动来参与社交。受欢迎的医生可以帮助患者对在线医疗团队做出正确的判断，成功的团队依赖于他们领导者的能力，因此可以提出假设。

H8-2a：拥有更高地位资本的领导者将拥有更高的团队服务需求。

H8-2b：拥有更高决策资本的领导者将拥有更高的团队服务需求。

现有研究提供了关于嵌入在团队中的社会/专业资本对合作和团队成果的积极影响的证据。根据社会交换理论，专业资本作为一项关键优势，可以通过影响患者对的态度和选择来增强团队功能，因此证实了专业资本较高的团队更容易获得更多的患者（Inkpen and Tsang，2005）。由于每个团队成员强大的综合专业资本共同作用，患者倾向于通过增加感知信任和降低多个医生的不确定性而对在线医疗团队产生心理依附，这可能直接导致了患者重复购买服务的意愿（Deng and Liu，2017）。具体而言，地位资本反映的是线下医疗团队中成员的能力和水平，而决策资本则反映了线上医生与患者之间的正或负关系。另外，患者可能会基于同侪做出选择，整个团队的决策资本会影响患者的选择。因此，用户倾向于信任在线医疗团队的高专业资本，反复购买他们的服务。综上所述，团队的专业资本对在线医疗社区的团队服务需求有贡献，可以得出以下假设。

H8-3a：具有较高地位资本的团队更有可能在在线医疗团队中获得更多服务。

H8-3b：具有较高决策资本的团队更有可能在在线医疗团队中获得更多服务。

8.2.2　团队异质性与团队服务需求

在本章中，团队异质性通过团队规模（即团队成员的数量）和职称的分散程度（即 Blau 异质性指数和职称的层次）来体现。已有研究已经证实团队异质性会影响团队的结果或盈利能力，但并未得出一致的结论。也就是说，团队规模和职称的分散程度（即团队异质性）一直以来都是技术支持的团队中社会懒散或生产力损失的主要前因。一个原因是一些学者将不满意的结果归因于大团队中团队成员能力下降的稀释效应，另一个原因是用户非常重视成员的专业性（即经验和知识）。在职称异质性较高的在线医疗团队中，职称较低的成员通常比职称较高的成员有更多的时间和精力提供服务。随后，基于社会懒惰理论，患者往往担心自己得到的可能是经验不足的医生的回答，而不是自己想选择的医生，因此患者更愿意选择同质化的团队。

团队异质性对结果的影响还取决于任务类型和团队的发展阶段。团队异质性和结果之间的关系体现在相关研究：①异构团队在非结构化的、复杂的、短的和创新性的工作中有优势，他们在动荡的环境中更有效率；②相反，均匀的团队在稳定的环境中更有效率，更善于长期的、程序化的、定期且稳定的工作。特别是在团队发展的早期阶段，已经有证据表明，共同定位的团队优于分散的团队（McDonough et al.，2001）。以团队为基础的医疗服务通常涉及长期和常规任务，而在线医疗团队在中国正处于在线医疗社区开发的早期阶段。因此，在线医疗团队的异质性可能会对团队服务需求产生负面影响。从这一分析提出以下假设。

H8-4：团队异质性水平较高的移动终端更有可能拥有较低的团队服务需求。

领导者的效果还取决于特定的环境，如团队异质性和氛围。团队异质性可能通过促进团队开放性和多样化的反应来增强领导者对结果的作用。根据不确定性减少理论，与不止一个医生的互动可以让患者放心，让他们更清楚地了解自己的症状或收到的诊断；这会反过来鼓励患者重复购买。此外，异质性在线医疗团队的成员之间存在互补作用，尤其是领导者，这有利于医生分析和解决问题，间接促进结果的产生。事实上，患者在基于团队的医疗服务中的选择表现出马太效应，这反映了累积优势。因此，上述机制在专业资本较高的领导者团队中比在专业资本较低的领导者团队中发挥的作用更重要。因此，提出以下假设。

H8-5a：团队异质性正向调节领导者的地位资本和团队服务需求之间的关系。

H8-5b：团队异质性正向调节领导者的决策资本和团队服务需求之间的关系。

根据这一逻辑可知，更大的团队异质性鼓励不同视角的分享。与同质团队相比，多元化在线医疗团队对专业资本较高的团队给予更高的价值，因为其更有可能减少不确定性，获得患者的信任。通过听取不同专业同事的意见，可以更有效地解决问题，更合理地分配医生的时间和精力。因此，本章认为团队异质性与团队专业资本之间的交互作用有利于在线医疗保健的提供，并做出如下假设。

　　H8-6a：团队异质性正向调节团队地位资本和团队服务需求之间的关系。

　　H8-6b：团队异质性正向调节团队决策资本和团队服务需求之间的关系。

8.3　方　　法

在中国，在线医疗团队通过在线医疗社区提供医疗服务是一种日益流行的提供方式。通过收集好大夫在线平台的数据来研究本章提出的研究问题。2017 年，好大夫在线平台将在线医疗团队引入在线咨询平台。该平台开发了复杂的功能，为患者提供购买和获得各种医疗服务的机会，包括图文咨询、电话咨询和视频咨询。

8.3.1　样本和数据收集

通过抓取好大夫在线平台与在线医疗团队相关的公开数据和信息来验证假设。2017 年 12 月 25 日收集了所有团队的数据，2018 年 1 月 25 日重复了相同的过程。一些重要的信息，如反应速度，如果没有患者，在线医疗团队无法提供，所以将这些在线医疗团队从数据集中重新梳理。最终，模型中包含了 890 个在线医疗团队，含 3994 名团队成员。对于数据集中的每个团队，收集了与提供的服务相关的数据，以及关于领导者和团队成员的其他相关信息（如医院和城市信息）。

8.3.2　变量的测量和实证模型

1. 因变量

本章的因变量为团队服务需求，以购买团队服务的患者数量来衡量。通过两次收集团队信息，以 2017 年 12 月 25 日至 2018 年 1 月 25 日的团队服务需求增量为因变量。

2. 自变量

地位资本（SC）和决策资本（DC）被用来衡量专业资本，并被用作两种重要的交换资源。本章基于学者的相关研究，对医生的地位资本进行了如下测量：

临床职称（CTitle）、学术职称（ATitle）、医院等级（HL）和城市级别（CL）。通过在线医患互动评估决策资本：推荐热度（Rec）和一对一服务量（Qoos）。进一步，通过整合团队成员数量（Qmem）和团队异质性（TH）两种多样性形式来概念化团队异质性变量，用职称数量（Qtit）或团队成员职称的 Blau 指数来表示。其中，Blau 指数的一般公式为

$$H = 1 - \sum_{i=1} P_i^2$$

其中，P_i 为各职称占团体总职称数量的比例。

由于样本不完全符合标准正态分布，且各分量的数量级不同，考虑用地位资本、决策资本、团队异质性三个变量的标准化，以表示原始数据，解决其方差较大的问题。因此，地位资本的测量采用四个标准化变量的总和：临床职称、学术职称、医院等级和城市级别。决策资本被测量为两个标准化变量的总和：推荐热度和一对一服务量。团队异质性以团队成员数量和团队异质性两个标准化变量的总和来衡量，用职称数量或团队成员职称的 Blau 指数来表示。综上所述，在领导者和团队层面的自变量包括领导者决策资本、领导者地位资本、团队决策资本、团队地位资本和团队异质性。本章给出了更详细的描述。

3. 控制变量

在可能的情况下，控制了其他因素，包括回复速度和价格，这些因素在患者的决策中起着关键作用，并最终影响到团队的结果。首先，在线服务提供商可以通过提高回复速度来提高在线服务质量，从而潜在地吸引更多的患者。因此，对于寻求在线医疗团队帮助的患者，回复速度明显对团队服务需求有积极影响。其次，根据交易成本理论，价格对数量有负向影响，因此在研究中控制回复速度和价格变量以消除相关影响。

本章考虑用（TSD + 1）的对数来处理团队服务需求的大方差和零值问题。为了分别衡量专业资本和团队异质性的影响，使用了层次多元回归。先在模型 1 中控制价格和回复速度对团队服务需求的影响。然后，在模型 2 和模型 3 中对团队负责人和团队的专业资本进行分析。进一步研究了团队异质性及其与专业资本的交互作用对团队服务需求的影响。领导者决策资本、领导者地位资本、团队决策资本、团队地位资本与团队异质性之间的交互作用项的系数可以揭示团队异质性是否在统计学上调节专业资本对团队服务需求的影响。最终模型如下所示。

$$\ln(\text{TSD}+1) \times 10 = \beta_1 \text{RS} + \beta_2 P + \beta_3 \text{DCL} + \beta_4 \text{SCL} + \beta_5 \text{DCT} + \beta_6 \text{SCT} + \beta_7 \text{TH}$$
$$+ \beta_8 \text{DCL} \times \text{TH} + \beta_9 \text{SCL} \times \text{TH} + \beta_{10} \text{DCT} \times \text{TH} + \beta_{11} \text{SCT} \times \text{TH} + \varepsilon$$

其中，TSD 为团队服务需求；RS 为回复速度；P 为价格；DCL 为领导者决策资本；SCL 为领导者地位资本；DCT 为团队决策资本；SCT 为团队地位资本；TH 为团队异质性；$\beta_1 \sim \beta_{11}$ 为系数；ε 为随机误差项。

8.4　结　果

采用线性回归和层次多元回归对实证结果进行估计，在 p 值小于 0.05 时建立统计学显著性。所有数据均使用 Stata 进行分析。

8.4.1　描述性统计和相关性

本章中使用的关键变量的描述性统计和 Pearson 相关性分别见表 8-1 和表 8-2。所有变量的最小值和最大值也如表 8-1 所示，团队服务需求的范围为 0～69。团队服务需求的平均值为 1.96，这意味着每个团队在每个半月的时间里平均将有将近两名患者。一般来说，相对于低团队服务需求，对于因变量，由于团队服务需求的偏度值为 7.405、方差较高为 4.68，呈正偏态分布，因此有必要对团队服务需求进行形式转变，转变为 ln（TSD＋1）再研究专业资本与团队异质性对其的影响。此外，团队成员数量的均值（最大值）为 4.49（21），可见均值远低于最大值，所以本章有必要在医生团队的异质性中纳入团队成员数量并研究其对团队绩效的影响。因此，在线医疗团队异质性及其对结果的影响有待探讨。此外，自变量与控制变量之间的相关性大多不高，如表 8-2 所示。方差膨胀系数均小于 10，可忽略多重共线性。

表 8-1　描述性统计

变量			描述/解释	类型	均值	方差	最小值	最大值
因变量		团队服务需求	医生团队的服务量，用服务期间的患者数衡量	连续型	1.96	4.68	0	69
自变量	领导层面	领导者决策资本 — 推荐热度	医生的推荐热度	连续型	4.14	0.38	3	5
		领导者决策资本 — 一对一服务量	医生提供的一对一服务总数	连续型	36.94	169.75	0	3166
		领导者地位资本 — 临床职称	临床职称在副主任医师及以上，取值为 1，否则为 0	二分类			0	4
		领导者地位资本 — 学术职称	学术职称在副教授及以上，取值为 1，否则为 0	二分类			0	4
		领导者地位资本 — 医院等级	在三级医院取值为 1，否则为 0	二分类			0	3

续表

变量			描述/解释	类型	均值	方差	最小值	最大值
自变量	领导层面	领导者地位资本	城市级别	领导者在北上广等发达城市，取值为1，否则为0	二分类			1	4
	团队层面	团队决策资本	团队成员总推荐热度	团队所有成员总的推荐热度		17.02	11.27	0	99
			团队成员总服务量	团队所有成员总的服务量		49.82	182.05	0	3178
			团队整体服务量	整个团队的起始服务量	连续型	13.99	25.27	0	640
		团队地位资本	高职称医生数	团队中副主任以上职称的医生数	连续型	2.23	2.29	0	23
			三级医院医生数	团队中三级医院的医生数	连续型	1.29	1.08	0	11
			发达城市医生数	团队中发达城市的医生数	连续型	2.06	2.88	0	24
		团队异质性	团队成员数量	团队中的医生数	连续型	4.49	2.90	2	21
			团队成员职称的Blau指数	团队中医生职称的Blau异质性指数	连续型	0.49	0.19	0	0.8
			职称数量	团队中医生的职称数	连续型	2.46	0.80	1	5
控制变量（服务过程指标）			回复速度	团队服务回复速度即24小时回复率	连续型	0.43	0.44	0	1
			价格	团队服务的价格	连续型	73.62	83.56	0	800

8.4.2　实证结果

领导者专业资本与团队专业资本关系的相关结果如表8-3所示，支持H8-1。各变量对决策资本和地位资本的方差解释为31.1%和16.2%，F值均显著。对于团队决策资本、领导者决策资本和临床职称显著影响团队决策资本。因此，具有高决策资本的领导者可能更忠诚于在在线医疗社区提供服务，并倾向于选择具有较高在线感知忠诚度的医生。此外，拥有高临床职称的领导往往会吸引相似类型的团队成员。团队地位资本与领导者地位资本显著相关，而与领导者决策资本无关，决策资本主要指领导者在网络上的行为。具体而言，研究结果表明，高地位资本的领导往往会招聘高地位资本的团队成员，即具有高职称、来自好医院和发达城市的医生，这与实际社会关系一致。根据标准系数，领导者决策资本和城市级别对团队决策资本和地位资本的贡献最大。

表 8-2 相关性分析（N=890）

变量	(1)	(2)	(3)	(4)	(5)	(6)	(7)	(8)	(9)	(10)	(11)	(12)	(13)	(14)	(15)	(16)
(1) 推荐热度																
(2) 一对一服务量	0.239**															
(3) 临床职称	0.087*	0.102**														
(4) 学术职称	0.200**	0.032	0.463**													
(5) 医院等级	0.140**	-0.005	0.049	0.072*												
(6) 城市级别	0.282**	0.142**	0.092**	0.023	-0.014											
(7) 团队成员总推荐热度	0.155**	0.038	0.203**	0.126**	0.026	0.057										
(8) 团队成员总服务量	0.225**	0.894**	0.103**	0.000	-0.024	0.153**	0.157**									
(9) 团队整体服务质量	0.327**	0.570**	0.076*	0.021	0.013	0.128**	0.138**	0.585**								
(10) 高职称医生数	0.058	0.033	0.335**	0.186**	0.021	0.038	0.714**	0.122**	0.049							
(11) 三级医院医生数	0.094**	0.021	0.031	0.047	0.104**	0.071*	0.349**	0.048	0.073*	0.434**						
(12) 发达城市医生数	0.248**	0.113**	0.187**	0.162**	0.014	0.563**	0.505**	0.195**	0.154**	0.347**	0.195**					
(13) 团队成员数量	0.100**	0.044	0.214**	0.120**	0.014	0.035	0.943**	0.131**	0.100**	0.756**	0.350**	0.450**				
(14) 团队成员职称的 Blau 指数	0.046	0.071*	0.423**	0.218**	-0.021	0.098**	0.251**	0.084*	0.094**	0.130**	0.012	0.164**	0.262**			
(15) 职称数量	0.109**	0.080*	0.428**	0.209**	-0.006	0.103**	0.511**	0.113**	0.128**	0.260**	0.078*	0.328**	0.518**	0.847**		
(16) 回复速度	0.338**	0.101**	0.052	0.036	0.069*	0.105**	0.112**	0.149**	0.255**	0.024	0.050	0.095**	0.058	0.026	0.045	
(17) 价格	0.303**	0.120**	0.091**	0.097**	0.028	0.204**	0.134**	0.160**	0.013	0.109**	0.020	0.231**	0.091**	0.059	0.072*	-0.007

**表示相关性在 0.01 水平上显著（双尾）；*表示相关性在 0.05 水平上显著（双尾）

表 8-3　H8-1 的研究结果

变量	领导者决策资本		领导者地位资本	
	系数	标准化系数	系数	标准化系数
截距	−0.240		−2.767***	
临床职称	0.507***	0.107	1.130***	0.120
学术职称	−0.137	−0.044	1.139***	0.185
医院等级	−0.143	−0.037	0.421*	0.055
城市级别	−0.016	−0.005	1.522***	0.253
团队决策资本	0.536***	0.554	0.084	0.044
R^2	0.311		0.162	
调整 R^2	0.307		0.157	
F	79.754***		34.092***	

注：$N = 890$

*表示 $p < 0.1$，***表示 $p < 0.01$

如表 8-4 所示，各变量解释了团队服务需求的 50.9%方差，且 R^2 变化值均显著。为了检验提出的假设，考虑了五个模型。首先，只测试了模型 1 中控制变量（即回复速度和价格）的影响。接下来，在模型 2 和模型 3 中加入了领导者专业资本和团队专业资本，对其中的 H8-2 和 H8-3 进行了评估。其次，在模型 4 中检验了团队异质性对团队服务需求（即 H8-4）的影响。最后，构建了专业资本与团队异质性的交互作用，以检验 H8-5 和 H8-6。通过调整 R^2 每一列的比较，这五个模型都得到了有效结果，R^2 和 ΔR^2 都显著。

表 8-4　分层线性回归的结果

项目	模型 1		模型 2		模型 3		模型 4		模型 5	
	系数	标准化系数	系数	标准化系数	系数	标准化系数	系数	标准化系数	系数	标准化系数
截距	1.387***		1.229***		1.197***		0.972***		0.832***	
回复速度	4.134***	0.553	3.334***	0.446	3.198***	0.428	3.187***	0.427	3.215***	0.430
价格	−0.003**	−0.065	−0.007***	−0.178	−0.006***	−0.157	−0.006***	−0.156	−0.006***	−0.154
领导者决策资本			0.727***	0.351	0.246***	0.119	0.190**	0.092	0.178**	0.086
领导者地位资本			0.296***	0.090	0.435***	0.132	0.480***	0.146	0.524***	0.159
团队决策资本					0.551***	0.369	0.616***	0.412	0.605***	0.405
团队地位资本					−0.053***	−0.096	−0.038**	−0.069	−0.045*	−0.082

项目	模型 1		模型 2		模型 3		模型 4		模型 5	
	系数	标准化系数	系数	标准化系数	系数	标准化系数	系数	标准化系数	系数	标准化系数
团队异质性							−0.181***	−0.088	−0.458***	−0.223
团队异质性×领导者决策资本									0.091**	0.065
团队异质性×领导者地位资本									0.133**	0.180
团队异质性×团队决策资本									−0.008	−0.012
团队异质性×团队地位资本									−0.005	−0.036
R^2	0.311		0.436		0.496		0.501		0.509	
调整 R^2	0.309		0.433		0.493		0.498		0.503	
F	200.208		170.868		144.928		126.386		82.817	
ΔR^2	0.311		0.125		0.600		0.005		0.008	
ΔF	200.208		97.821		52.938		8.121		3.781	

注：$N = 890$

*表示 $p < 0.1$，**表示 $p < 0.05$，***表示 $p < 0.01$

一般来说，大多数路径具有统计学意义，支持 H8-1、H8-2、H8-4、H8-5。H8-3 部分支持，而 H8-6 不支持。因此，领导者和团队的专业资本对团队服务需求的影响最为积极和显著，团队异质性与团队服务需求呈负相关，说明团队素质越好，组成方差越低。对于所有模型中的控制变量，价格被认为对团队服务需求有负面影响，而回复速度被证明对团队服务需求有积极影响。此外，回复速度被证明对团队绩效有积极影响，且其标准系数最高（0.427，$p < 0.01$），表明使用在线医疗社区的患者特别关注医生团队的回复速度，可见研究中不可忽略此变量的影响并印证了此变量作为控制变量的必要性。

关于研究问题②的结果，发现领导者专业资本和团队决策资本都对团队服务需求有显著的正向影响。除控制变量外，模型中 H8-3b 路径的标准化系数最高（0.405，$p < 0.01$），说明领导者决策资本起着至关重要的作用。领导者地位资本、领导者决策资本、团队决策资本与团队服务需求呈正相关（支持 H8-2a、H8-2b、H8-3b）。然而，团队地位资本并没有显著发挥作用，H8-3a 没有得到支持。其中可能涉及几个因素。第一，考虑到团队服务的主要形式是图文咨询，而一对一服务既包括图文咨询，也包括电话咨询，因此两种服务模式存在交互互补的作用，团队服务

需求不可避免地会受到个别服务的影响。第二，高地位资本的团队倾向于较高服务定价，而价格对团队服务需求有显著的负面影响，掩盖了团队地位资本的影响。第三，团队地位资本介导了领导者专业资本对团队服务需求的影响。

8.4.3 团队异质性的影响

团队异质性具有复杂的作用，团队服务需求上的团队异质性系数为负（$\beta = -0.458$，$p < 0.01$，支持 H8-4），而团队异质性与领导者专业资本呈高度正交互作用。其中，团队异质性与领导者决策资本的交互系数为 0.091（$p < 0.05$），而团队异质性与领导者地位资本的交互系数为 0.133（$p < 0.05$）（支持 H8-5）。但团队异质性与团队专业资本之间不存在这种关联，因此 H8-6 不被支持。因此，H8-2（在个人级别上）得到支持，而 H8-3（在团队级别上）仅得到部分支持。

研究结果显示，团队异质性与领导者专业资本的交互效应在个体层面上显著，而在团队层面上不存在交互效应。基于 H8-5 和 H8-6，考察了团队异质性对专业资本与团队服务需求关系的潜在调节作用。研究结果显示，团队异质性增强了领导者专业资本与团队服务需求之间的关系，但对团队专业资本与团队服务需求之间的关系没有显著影响。

8.4.4 稳健性检验

本章通过改变模型中团队异质性的指标进行稳健性检验。将团队中的职称数量与团队成员数进行整合计算出标准化值，替换每个模型中的异质性指数，结果如表 8-5 所示，与主研究结果类似，表明研究结果稳健。

表 8-5 稳健性检验

项目	模型 1		模型 2		模型 3		模型 4		模型 5	
	系数	标准化系数	系数	标准化系数	系数	标准化系数	系数	标准化系数	系数	标准化系数
截距	1.387***		1.229***		1.197***		0.963***		0.785***	
回复速度	4.134***	0.553	3.334***	0.446	3.198***	0.428	3.184***	0.426	3.190***	0.427
价格	−0.003**	−0.065	−0.007***	−0.178	−0.006***	−0.157	−0.006***	−0.156	−0.006***	−0.155
领导者决策资本			0.727***	0.351	0.246***	0.119	0.181**	0.088	0.176**	0.085
领导者地位资本			0.296***	0.090	0.435***	0.132	0.466***	0.142	0.505***	0.154

续表

项目	模型 1		模型 2		模型 3		模型 4		模型 5	
	系数	标准化系数	系数	标准化系数	系数	标准化系数	系数	标准化系数	系数	标准化系数
团队决策资本					0.551***	0.369	0.632***	0.423	0.620***	0.415
团队地位资本					−0.053***	−0.096	−0.031	−0.055	−0.029*	−0.053
团队异质性							−0.203***	−0.108	−0.445***	−0.238
团队异质性×领导者决策资本									0.061**	0.055
团队异质性×领导者地位资本									0.106**	0.168
团队异质性×团队决策资本									−0.0008	−0.072
团队异质性×团队地位资本									−0.017	−0.032
R^2	0.311		0.436		0.496		0.502		0.511	
调整 R^2	0.309		0.433		0.493		0.498		0.505	
F	200.208		170.868		144.928		127.239		83.296	
ΔR^2	0.311		0.125		0.600		0.006		0.008	
ΔF	200.208		97.821		52.938		11.128		3.684	

注：$N = 890$

*表示 $p < 0.1$，**表示 $p < 0.05$，***表示 $p < 0.01$

8.5　讨论与研究结论

8.5.1　结果分析

本章通过改变模型中团队异质性的指标进行稳健性检验。将团队成员职称的 Blau 指数换成团队中的职称数量，与团队成员数量整合后（即标准化后加和）来计算团队异质性。对于以上变动，根据表 8-5 的数据，五个模型的结果均与主研究的结果类似，结果稳健。

已有大量研究关注在线医疗社区中医生的个人产出/绩效的影响因素，很少有团队情境下的相关研究。本章构建的概念模型及其中的假设基于社会交换理论与高阶理论，研究在线医疗团队的三个特征（即领导者专业资本、团队专业资本与团队异质性）与团队绩效之间的关系。已有研究已经证明医生的专业资本会积极地影响产出/绩效。

　　本章有助于理解在线医疗团队领导者如何影响团队的组成，以及领导者和团队如何影响团队服务需求。首先，高服务质量的医生往往有许多职责，不能长时间专注于在线医疗社区，所以医生可以提高效率和有效性之间的互补效应。其次，当患者对团队进行选择时，若团队异质性较高，由于感知价值的增加，患者更愿意从整个团队获得服务。因此，拥有较高专业资本的领导者的团队可以增加团队异质性，在服务质量和回复速度之间取得平衡。结果分析如表 8-6 所示。

表 8-6　结果总表

假设	结果
H8-1 领导者决策资本（+）→团队决策资本	支持
H8-1 领导者地位资本（+）→团队决策资本	支持
H8-1 领导者决策资本（+）→团队地位资本	支持
H8-1 领导者地位资本（+）→团队地位资本	支持
H8-2a. 领导者地位资本（+）→团队服务需求	支持
H8-2b. 领导者决策资本（+）→团队服务需求	支持
H8-3a. 团队地位资本（+）→团队服务需求	不支持
H8-3b. 团队决策资本（+）→团队服务需求	支持
H8-4. 团队异质性（+）→团队服务需求	支持
H8-5a. 领导者地位资本×团队异质性（+）→团队服务需求	支持
H8-5b. 领导者决策资本×团队异质性（+）→团队服务需求	支持
H8-6a. 团队地位资本×团队异质性（+）→团队服务需求	不支持
H8-6b. 团队决策资本×团队异质性（+）→团队服务需求	不支持

注：接受/拒绝假设的显著性水平在 0.1 水平

8.5.2　理论意义

　　首先，基于高阶理论和社会交换理论构建的假设框架丰富了在线医疗服务相关领域研究的理论基础，尤其丰富了医生团队的相关研究。值得关注的是，高阶理论被用来研究团队特征对团队服务需求的影响，不仅对此理论的应用进行了扩展，也为在线医疗服务的相关研究奠定了理论基础。与此同时，在线医疗社区的已有研究正面临着健康信息技术、消费者健康信息与激励的挑战；在医生团队出现并日益受欢迎的背景下，本章对健康信息相关研究做出了独特贡献。

其次，本章在中国在线医疗社区的背景下，为在线虚拟团队的研究开辟了新的途径。一方面，本章对医疗卫生领域团队的研究，有助于对团队建设相关领域和团队成果因素的研究。同时提出了许多关于团队结构的建议，为开发有效的在线医疗团队提供了见解。另一方面，进一步扩展了对一些概念的理解。例如，在组织研究和在线医疗社区研究中广泛使用的专业资本概念，被扩展为基于在线医疗社区的团队服务研究。

最后，本章不同于大多数研究，它从两个维度来分析团队异质性的影响，而不仅仅是从一个维度来分析。第一，本章着眼于团队异质性的直接影响，识别出不同类型的团队异质性，为今后的研究提供依据。第二，团队异质性作为一个调节变量，从一个全新的视角为团队产出提供了更全面、更有力的解释。之前的研究对领导者的影响进行了假设，但没有在在线医疗团队中进行实证检验，更没有对领导者与团队异质性的相互作用效应进行检验。团队异质性在团队结果中的直接和间接（即调节作用）作用，有助于解释之前研究中得出的不一致结论。

8.5.3　实践意义

本章也做出了重大的实践贡献，调查结果有助于保健提供者、管理员和消费者积极向基于团队的服务迈进，从而有助于确保在线保健服务提供的安全和质量。对于医疗服务提供者来说，研究结果可以让在线医疗团队了解在提高服务和竞争力方面，哪些方面应该给予更多关注。对于领导者来说，本章的发现为成功的在线医疗团队在在线医疗社区上的结构设计提供了指导方针，而领导者应该谨慎，因为高异质性可能不会导致预想的结果。此外，在管理方面，提高在线医疗团队中团队绩效的关键是综合考虑专业资本和团队异质性，高专业资本的领导者可以增强团队异质性。此外，对于异质性较高的团队，在出现团队涣散的情况下，更要注意重塑团队构成。

本章不仅可以帮助患者接受以团队为基础的医疗保健电子会诊服务，消除单一医生一次服务的限制，还可以帮助他们了解如何选择在线医疗团队，提高沟通效能和感知服务质量。根据标准化系数，与高职位领导者的地位资本相比，团队决策资本在用户选择在线医疗团队时更为重要，在患者决策过程中，领导者决策资本和团队地位资本作用最小。简言之，患者关注的顺序为：团队决策资本、领导者地位资本、领导者决策资本、团队地位资本。因此，患者可能会因为领导者的声誉高而选择团队，而不考虑团队成员的声誉，这意味着患者更关注领导者地位资本，而不是整个团队。

8.5.4　研究局限性

虽然本章在理论和实践上做出了重大贡献，但也存在一些局限性。首先，研究采用横截面数据，而不是科学的面板数据，从一个在线医疗社区的早期开发阶段进行数据获取，在线医疗团队数量较少，存在"新入缺陷"，因此需要持续的研究，并且未来的扩展可以专注于一对一的访问和对医疗团队的全面研究。其次，还有一些医学信息不能集成到模型中。不同症状和疾病的患者通常需要多个部门的协同作用，因专业、症状和疾病的不同，服务的接受者也会有所不同，而且这些相关信息难以获取和衡量。最后，虽然以上两个方面可以很好地代表团队异质性，但根据相关研究，对于不同类型异质性的影响，显然还需要做更多的工作。本章基于团队的服务的提供可以考虑背景、科室、医院和地区的异质性，正如 Espinosa 等（2015）认为虚拟团队成员之间不同类型的团队异质性会对团队过程和结果产生不同的影响。因此，需要进一步的纵向研究来探索这些方面，以促进服务提供的改善。

8.5.5　本章小结

在线医疗社区团队服务的发展具有重要的现实意义。基于高阶理论和社会交换理论，本章从两个角度全面研究团队服务需求。第一，就专业资本而言，领导者决策资本、领导者地位资本、团队决策资本是团队服务需求的正向影响因素。第二，团队异质性对团队服务需求有显著的直接和间接影响，对团队服务需求有负向影响，对领导者与团队服务需求之间的关系有正向调节作用。本章为平台和团队领导管理医疗团队提供了相关建议，具有很强的实用性。

本章参考文献

Alexiev A S，Jansen J J P，Bosch F A J，et al. 2010. Top management team advice seeking and exploratory innovation: the moderating role of TMT heterogeneity[J]. Journal of Management Studies，47（7）：1343-1364.

Aspelund A，Berg-Utby T，Skjevdal K. 2005. Initial resources' influence on new venture survival: a longitudinal study of new technology-based firms[J]. Technovation，25（11）：1337-1347.

Bantel K A，Jackson S E. 1989. Top management and innovations in banking: does the composition of the top team make a difference？[J]. Strategic Management Journal，10：107-124.

Collins S A，Bakken S，Vawdrey D K，et al. 2011. Model development for EHR interdisciplinary information exchange of ICU common goals[J]. International Journal of Medical Informatics，80（8）：e141-e149.

Correia A，Kozak M，Reis H. 2014. Conspicuous consumption of the elite: social and self-congruity in tourism choices[J]. Journal of Travel Research，55（6）：738-750.

Deng Z H，Liu S. 2017. Understanding consumer health information-seeking behavior from the perspective of the risk perception attitude framework and social support in mobile social media websites[J]. International Journal of Medical Informatics，105：98-109.

Espinosa J A，Nan N，Carmel E. 2015. Temporal distance，communication patterns，and task performance in teams[J]. Journal of Management Information Systems，32（1）：151-191.

Henneke D，Lüthje C. 2010. Interdisciplinary heterogeneity as a catalyst for product innovativeness of entrepreneurial teams[J]. Creativity and Innovation Management，16（2）：121-132.

Inkpen A C，Tsang E W K. 2005. Social capital，networks，and knowledge transfer[J]. The Academy of Management Review，30（1）：146-165.

Lui A K H，Lo C K Y，Ngai E W T. 2019. Does mandated RFID affect firm risk？The moderating role of top management team heterogeneity[J]. International Journal of Production Economics，210：84-96.

Maynard M T，Mathieu J E，Rapp T L，et al. 2012. Something（s）old and something（s）new：modeling drivers of global virtual team effectiveness[J]. Journal of Organizational Behavior，33（3）：342-365.

McDonough E F，Kahn K B，Barczak G. 2001. An investigation of the use of global，virtual，and collocated new product development teams[J]. Journal of Product Innovation Management，18（2）：110-120.

Nambisan S，2002. Designing virtual customer environments for new product development：toward a theory[J]. The Academy of Management Review，27（3）：392-413.

Oh H，Chung M H，Labianca G. 2004. Group social capital and group effectiveness：the role of informal socializing ties[J]. The Academy of Management Journal，47（6）：860-875.

Veblen T. 1994. The Theory of the Leisure Class[M]. New York：Dover Publications：256.

第9章 在线医生的个人努力与团队成员行为

健康 2.0 时代以来，在线医疗社区迅速受到中国政府和医疗服务提供者的关注，改变了医生与患者沟通和提供服务的方式。2017 年起，医疗团队开始出现于在线医疗社区，通过互联网远程连通医生，为患者提供医疗服务，帮助患者更好地了解自己的症状和疾病，并获得相应的治疗（Li et al.，2019）。然而，因为在线医疗社区的服务由医生驱动，所以十分依赖于医生的积极参与（Liu et al.，2020a）。医生参与在线医疗社区是希望解决更多的健康问题，为患者提供医疗保健服务，并受到用户的欢迎，提高声誉和获得其他回报（Liu et al.，2020b）。在线医疗社区中，医生很难知道如何提高自己的知名度。因此，需要探索医生如何主动采取措施，才能进一步提高他们在在线医疗社区患者中的受欢迎程度。本章的研究重点是如何提高在线人气——服务数量。服务数量是医生素质和知名度的标志，服务数量越高的医生对患者越有吸引力。

在线医疗社区中显示的医生的个人努力和身份等可见线索有助于患者减少信息不对称（Yang et al.，2015）。因此，本章通过关注医生的个人努力和身份对服务数量的影响来探索医生如何主动参与医疗团队。本章将书面和电话咨询中的服务数量作为结果变量，以探索医生的个人努力和身份对绩效的影响。本章将运用归因理论和认同理论，从医生的个人努力和身份两个角度，提出了一个研究医生在在线医疗社区中如何发挥主动性的框架。

9.1 理 论 基 础

9.1.1 医生的个人努力与归因理论

从本质上说，努力表现了一个人参与工作相关活动的程度和意愿（Brown and Peterson，1994）。与此同时，医生展现出来的努力会影响患者对医生的看法和服务质量的评估，并最终影响患者的选择。因此，本章借鉴中心日常工作和外围日常工作的概念（Cao et al.，2017），将医生的工作分为中心（即工作相关）和外围努力，并区分其绩效。第一，区分中心努力领域和外围努力领域，前者个人更多地参与服务提供并对结果负责，后者个人在服务提供方面的努力有限。例如，电话咨询作为在线医疗社区提供的主要服务，代表了一个关注的中心领域，即中心工作领域。第二，中心和外围分类在医疗保健领域已有研究。之前的研究集中于患者如何处理可见信息，以及他们的在线决策如何受到中心和外围日常工作的影响。然而，尽管有关中心和外围努力的信息被视为证明医生在提供医疗服务方面的态度和意愿，但其对患者决策和随后的个体服务数量的影响在很大程度上仍未被探索。

归因理论探讨了人类如何为他们的个人行为和行为做出因果解释，经常被用于绩效研究。归因通常包括两个方面：内部归因和人际因果归因（Weiner，1985）。根据这两种观点，本章将在线医疗社区医生的个体服务数量归因于个人的内部因素（即个人努力）和人际因素（即医疗团队中的身份认同），两者对在线医疗社区患者来说都是可见的。

9.1.2　医疗团队中的同一性与同一性理论

自 2017 年在线医疗社区成立以来，随着医生越来越积极地参与在线医疗社区，医疗服务提供者之间的合作被提议作为改善全球医疗保健提供的一项重要战略。在实践中，当医生加入在线医疗社区时，他们会考虑是否创建一个医疗团队或参与医疗团队的数量（即获得领导者身份或多团队成员身份）。首先，医疗团队的领导者往往比其他成员受到更多的关注，因此领导者身份对用户选择和服务数量的影响更大。其次，积极参与多个团队的医生态度积极，可利用资源更多，因此患者可能会觉得医生参与团队越多，越有可能提供更高质量的服务。在此基础上，本章着重研究了这两种身份对服务数量的影响。

医疗团队中医生的行为会受社会或同伴的影响，这种社会影响的概念在网络社区和团队中被广泛采用。因此，在医疗团队环境下，身份的社会影响不可避免地会影响服务提供（Hu et al.，2019）。一般来说，社会影响分为规范性影响和信息性影响，两者均与信息性和情感性社会支持呈正相关（Hu et al.，2019）。因此，领导者身份的规范性影响和多团队成员身份的信息性影响都可以增加患者对医生提供的信息和情感社会支持的感知，使其表现出协同效应，进而影响服务数量。

认同理论是一种用来解释团队中个体结果与其身份之间的相关性的方法。与社会认同理论相比，认同理论关注的是互惠结果而不是共同结果，强调的是做而不是存在（Stets and Burke，2000）。这与本章的研究是一致的，本章更注重在个体层面上作为个体服务数量角色的意义，而不是在团队层面上成为一个社会范畴的成员。此外，具有特定身份的个体更有可能从事基于身份的行为，并调节其围绕身份的行为。根据这一理论，身份可以反映医生在在线医疗社区服务提供中所扮演的角色，并作为一种自我调节机制发挥作用。这种基于角色的身份使医生能够以更大的努力和更高的质量提供服务，最终影响个体服务数量。

9.1.3　多团队成员及其对个人绩效的影响

多团队成员在管理实践中很常见，但在学术研究中仍被认为是新的现象。从实证角度来看，以往的研究并没有就多团队成员的身份与个人绩效之间的关系达成共识，出现了不同的结论。从理论上讲，造成这一矛盾的因素有很多。一方面，患者可能会关注优势导向的实践，这可以解释个人绩效与多团队成员身份的正相关关系。从医生的角度来看，他们可以同时参与多个团队、访问多个医学知识来源，通过跨团队与患者互动，从医疗团队中获得更多的信息，因此可以提供更多的服务。另一方面，具有较多团队成员身份的医生往往超负荷工作，他们的注意力分散可能是对个人绩效造成负面影响的原因。在线医疗社区的医生利用了服务提供的灵活性和工作的不同步特性，使他们有别于其他类型的就业。因此，消极影响可能小于积极影响。

9.2　研究模型与假设

本章研究了医疗团队中医生的个人努力和身份如何影响个体服务数量。医生的中心和外围努力都可以增强患者的信任和价值感知，对医生的绩效产生影响。同样，身份在个人行为和购买决策中的作用也被认为是至关重要的。因此，这两个方面可以帮助患者决定在在线医疗社区中购买哪些保健服务。基于这些原因，本章构建了如图 9-1 所示的概念模型，目的是为解决两个研究问题提供实证证据。

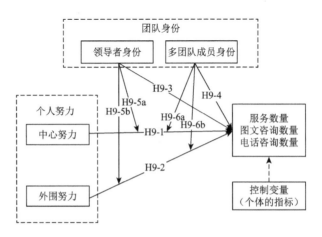

图 9-1　团队身份与个人努力对个人绩效影响的概念模型

9.2.1　医生的个人努力和服务数量

中心努力和外围努力分类的主要标准是中心努力和外围努力领域。考虑到医生每天可以多次登录（这是在线医疗社区中医生进行任何活动的基础）以检查新消息，登录频率可以反映医生的态度和参与服务提供的程度及其对绩效的责任。努力指的是工作时间和工作活动强度这两个维度（Kanfer，1990），患者倾向于根据及时提供服务和服务态度的感知购买与健康相关的服务。因此，登录活动属于中心努力领域，登录频率潜在地增加了医生的反应频率，代表了与工作相关的中心努力。相反，发表文章不能对诊疗结果负责，与外围努力领域有关。具体来说，它侧重于医疗信息共享和提供的社会价值，而不是提供服务的经济价值（即电话咨询的收入）。因此，它对于服务提供来说是外围的。基于上述原因，登录频率和发表文章的数量反映了医生的准备活动（Maynard et al.，2012），可以用来衡量医生的中心和外围努力。

医生的个人努力可以吸引更多的患者，提高医生的知名度（McClean and Collins，2011；Chien et al.，2003）。关于中心努力，在线登录频率较高的医生更有可能做出更多与任务相关的努力，以吸引更多的患者。此外，较高的在线登录频率似乎比其他人更有响应性和参与性，在线登录频率较高（Petrovi et al.，2016）的医生更有可能确保服务的及时性，从而提高绩效。因此，在在线医疗社区上具有更多中心努力的医生更受患者欢迎，表现为中心努力与服务数量之间的正相关关系。因此，提出如下假设。

H9-1：在在线医疗社区中，具有较多中心努力（即较高的在线登录频率）的医生更有可能提供更多的服务数量（即图文咨询数量和电话咨询数量）。

至于外围努力，发表的文章需要耗费医生的时间和精力。因此，医生在其主页上发表的文章数量显示了他们的能力和专业程度，这使患者感到他们所接受的服务更加专业和值得信赖，而这通常是患者非常重视的（Liu et al.，2020b）。因此，一旦患者通过阅读医生发表的文章建立起对医生的信任，他们更有可能购买医生服务（Deng and Liu，2017）。因此，本章在医生主页上发表的文章可能有助于提高服务数量。

H9-2：在在线医疗社区上做了更多外围努力（即发表文章的数量）的医生可能会提供更多的服务数量（即图文咨询数量和电话咨询数量）。

9.2.2　身份及其对绩效的影响

传统来说，中国的医生和患者对领导者的地位非常敏感（Wu and Deng，2019），现有的研究已经证明了网络领导者的关键作用。领导者身份可以提高患者对医生的感知质量和信任进而影响患者的决策。具体地说，它标志着地位更高的医生（如团队领导）在官方上是"更好的"（如更专业、更富有知识、更可靠、更有价值）（Guo et al.，2017）。因此，患者将其视为服务质量的保证（Liu et al.，2020b），更愿意做出购买决策。总之，领导者身份对患者的吸引力更大，因为它可以反映医生的地位，发挥规范性的影响，影响患者做出判断。因此，本章做出如下假设。

H9-3：与没有领导者身份的医生相比，具有领导者身份的医生在在线医疗社区中可能会获得更多的服务数量（即图文咨询数量和电话咨询数量）。

根据相关研究，多团队成员身份也会影响医生的绩效。首先，医生可以自主决定加入医疗团队的数量。根据集体行动理论，人们加入一个团队可能是为了满足自身利益，获得后续利益，将团队视为产生利润的工具。因此，多团队成员的身份往往表明医生希望通过这种组织的重新配置来获取新的资源和能力，从而获得利润。其次，根据认知资源多样性理论（O'Leary et al.，2011），具有更多团队成员身份的医生意味着拥有更多的资源，包括具有灵活性的独特认知资源，这可能会影响患者印象，具有更多团队成员身份的医生可能达到更高的绩效水平（Horwitz，2005）。最后，尽管仍有实证研究表明多团队成员身份与绩效之间呈倒"U"形关系（Wu and Lu，2018），但本章倾向于认为二者之间的关系是单调的，因为医生拥有的多团队成员身份最多不到十个，并且根据观察，99%的医生参与在线医疗社区的医疗团队少于六个。因此，本章假设医生的多团队成员身份与其服务数量之间的关系如下。

H9-4：与没有多团队成员身份的医生相比，具有多团队成员身份的医生在在线医疗社区中可能获得更多的服务数量（即图文咨询数量和电话咨询数量）。

9.2.3　身份的调节作用

身份是由上下文定义的不同组成部分组成的，这使得它可以充当其他效果的调节者（Comello，2013）。领导者身份的规范性影响和多团队成员身份的信息性影响使身份作为一个语境因素发挥作用，因此本章提出医生的努力对服务数量的影响可能会随着身份的不同而变化。根据认同理论，在在线医疗社区中起主导作用的医生有更积极的行为（Zhu et al.，2012）。第一，角色认同使医生付出更多的努力，在领导者身份和努力之间产生协同效应。第二，作为用户资源的重要来源，领导者身份提高了文章的生产力，这种优势可以产生更多的服务，提供更好的性能。因此，根据认同理论提出以下假设。

H9-5：领导者身份正向调节（a）中心努力和（b）外围努力对服务数量的影响。

与仅在一个医疗团队中工作的医生相比，加入更多团队的医生会获取更多的资源、专业医疗知识，并使自己主页上的文章更广泛地传播。首先，多团队成员身份引起的信息性影响潜在地增强了患者对医生的感知努力，基于认同理论，强化了医生的个人努力的效果，形成协同效应。此外，多团队成员身份体现了医生的开放性，有利于获取患者资源，进一步促进服务数量的增加。根据资源多样性理论，具有多团队成员身份的医生可以利用共享的信息分析和解决诊断问题，从而提高患者感知服务质量。因此，本章做出如下假设。

H9-6：医疗团队中的多团队成员身份正向调节（H9-6a）中心努力和（H9-6b）外围努力对服务数量的影响。

9.3　方　　法

自 2017 年在线医疗社区成立以来，随着医生越来越积极地参与在线医疗社区，医疗服务提供者之间的合作被提议作为改善全球医疗保健服务的一项重要战略。在实践中，当医生加入在线医疗社区时，他们会考虑是否创建一个医疗团队，或参与医疗团队的数量（即获得领导者身份或多团队成员身份）。首先，医疗团队的领导者往往比其他成员受到更多的关注，因此领导者身份对用户选择和服务数量的影响更大。其次，积极参与多个团队的医生态度积极，可利用资源更多，因此患者可能会觉得医生参与团队越多，越有可能提供更高质量的服务。在此基础上，本章着重研究了这两种身份对服务数量的影响。

9.3.1　数据来源

本章使用的数据来自知名健康咨询机构好大夫在线，该网站被中国公民广泛使用，可以通过短信和电话咨询获得医疗服务。在线医疗社区使医生能够提供医疗保健服务，利用医生的个人努力（显示在个人主页上）和医疗团队中的身份来吸引未来的患者。作为中国专业、值得信赖的在线医疗社区，该平台可以保证数据的可信度。首先，该网站对每个医生的资格进行检查和验证。其次，网站采用严格的治理过程。首先将患者与目标医生联系起来的是平台管理人员，而不是患者直接联系医生。最后，电话咨询是平台上的有偿服务，因此医生线上绩效的成本很高，必须通过人为增加咨询次数，对制造虚假人气现象形成威慑。

9.3.2　样本和数据收集

本章数据来自中国在线医疗社区——好大夫在线。删除所有解散的团队后，样本量为 875 个医疗团队,拥有 3170 名团队成员。在 2018 年 1 月 10 日和 2018 年 4 月 10 日,分两次抓取每位医生的个人努力、多团队成员身份、服务数量和其他相关信息,用来研究 3 个月内图文咨询数量和电话咨询数量的影响因素。本章把图文咨询数量和电话咨询数量作为因变量的原因是它们可以通过避免反向因果关系来减轻部分内生性。网站中显示了医生在在线医疗社区方面的工作。在医疗团队中,成员的角色被记录在网站上,这使本章能够识别出领导者,同时让多团队成员的身份也可见。

9.3.3　变量的测度与实证模型

1. 因变量

本章的因变量是服务数量,图文咨询和电话咨询是在线医疗社区中医生提供的两种主要服务类型。

2. 自变量

根据本章的假设,医生的个人努力包括两个独立的变量。本章根据医生最后一次登录(显示医生的主页)的信息,对目标在线医疗社区中的登录频率变量进行了概念化。具体地说,一个月(即 30 天)的在线登录频率是通过将 30 天划分为平均间隔天数来衡量的。在这里,遵循随机抽样的逻辑,本章收集的两次数据都是随机的,所以取其平均值有利于减轻偏差。例如,如果一个医生最后一次上网是 4 天前,本章认为医生的平均登录间隔是 5 天,相应的登录频率是每月 6 次。此外,本章使用发表在医生主页上的文章数量来表示外围努力,因为文章与工作任务没有直接关系。考虑到领导者和多团队成员身份在医疗团队中的反映,当医生是医疗团队中的领导者时,领导者身份的值为 1,否则为 0。多团队成员身份由一名医生参与的团队数量来衡量。综上所述,本章的自变量包括在线登录频率、文章数、领导者身份和多团队成员身份。虚拟变量的定义如下。

$$\text{Leader} \begin{cases} =1, & \text{团队领导者} \\ =0, & \text{团队成员} \end{cases}$$

其中,Leader 为领导者身份。

3. 控制变量

本章控制了几个因素。首先,本章认为服务提供商的名称预示着在线服务质量，从而潜在地影响服务数量。其次，根据交易成本理论，服务价格在患者决策中发挥重要作用，并最终影响到医生的服务质量。考虑到它会以倒"U"形影响服务数量，价格的平方也应该被控制。本章使用不同的服务价格（即图文咨询或电话咨询的价格）来研究相应的服务。最后，患者的购买决策可能取决于有多少人从同一家供应商获得了服务，因此本章控制了从医生那里购买服务的用户数量，即初始服务数量。

所有变量如表 9-1 所示。为了衡量医生的个人努力和身份的影响，本章使用了层次线性回归。如表 9-2 所示，在模型 1 中，控制了医院名称、价格、价格的平方及初始服务数量对服务数量的影响。在模型 2 中对医生的工作进行分析。在模型 3 和模型 4 中研究了身份及其与医生的个人努力的交互作用对服务数量的影响，因此最终的回归模型包含了所有自变量和交互项。本章最终的经验模型如下，其中，$\beta_1 \sim \beta_{12}$ 为系数，ε 为随机性错误术语。

$$\begin{aligned}
\text{SQwrit} = {} & \beta_0 + \beta_1 \text{Title} + \beta_2 \text{Pwrit} + \beta_3 \text{Pwrit} \times \text{Pwrit} + \beta_4 \text{Initialsq} + \beta_5 \text{Fre} + \beta_6 \text{Article} \\
& + \beta_7 \text{Leader} + \beta_8 \text{Multipleteam} + \beta_9 \text{Leader} \times \text{Fre} + \beta_{10} \text{Leader} \times \text{Article} \\
& + \beta_{11} \text{Multipleteam} \times \text{Fre} + \beta_{12} \text{Multipleteam} \times \text{Article} + \varepsilon
\end{aligned}$$

$$\begin{aligned}
\text{SQtel} = {} & \beta_0 + \beta_1 \text{Title} + \beta_2 \text{Ptel} + \beta_3 \text{Ptel} \times \text{Ptel} + \beta_4 \text{Initialsq} + \beta_5 \text{Fre} + \beta_6 \text{Article} \\
& + \beta_7 \text{Leader} + \beta_8 \text{Multipleteam} + \beta_9 \text{Leader} \times \text{Fre} + \beta_{10} \text{Leader} \times \text{Article} \\
& + \beta_{11} \text{Multipleteam} \times \text{Fre} + \beta_{12} \text{Multipleteam} \times \text{Article} + \varepsilon
\end{aligned}$$

表 9-1　变量的描述

变量		解释	类型	代号
因变量	图文咨询数量	在 3 个月内完成的图文咨询数量	整数	SQwrit
	电话咨询数量	在 3 个月内完成的电话咨询数量	整数	SQtel
	医生的个人努力 在线登录频率	医生一个月内在在线医疗社区的频率或次数	整数	Fre
	医生的个人努力 文章数	在医生主页上发表的文章总数	整数	Article
身份	领导者身份	如果医生是任何医疗团队的领导者，则为1；否则则为0	虚拟变量	Leader
	多团队成员身份	医生参与的医疗团队数量	整数	Multipleteam
控制变量	职称	医生的临床职称	整数	Title
	图文咨询价格	医生提供的图文咨询价格	整数	Pwrit
	电话咨询价格	医生提供的电话咨询价格	整数	Ptel
	初始服务数量	医生提供的初始服务量	整数	Initialsq

表 9-2　图文咨询和电话咨询的结果

变量	图文咨询				电话咨询			
	模型 1	模型 2	模型 3	模型 4	模型 5	模型 6	模型 7	模型 8
常量	3.500	-13.160*** (1.521 0)	-26.270*** (1.675 0)	4.368	-0.136**	-0.257***	-0.259***	0.118
职称	0.242 0 (1.491 0)	-2.206 0 (1.521 0)	-6.225 0*** (1.675 0)	-4.370 0*** (1.547 0)	0.054 2* (0.032 9)	0.031 2 (0.033 4)	-0.039 8 (0.036 4)	-0.011 3 (0.031 4)
价格×价格	0.828 000*** (0.103 000)	0.578 000*** (0.091 700)	0.502 000*** (0.088 200)	0.493 000*** (0.084 100)	0.006 750*** (0.000 972)	0.005 680*** (0.000 944)	0.005 250*** (0.000 955)	0.005 320*** (0.000 954)
价格×价格	-0.001 240 0*** (0.000 192 0)	-0.000 844 0*** (0.000 171 0)	-0.000 754 0*** (0.000 172 0)	-0.000 752 0*** (0.000 171 0)	-0.000 004 7*** (0.000 000 7)	-0.000 003 9*** (0.000 000 7)	-0.000 003 5*** (0.000 000 7)	-0.000 003 6*** (0.000 000 7)
初始服务数量	0.015 900 0*** (0.003 180 0)	0.013 800 0*** (0.003 150 0)	0.012 800 0*** (0.003 080 0)	0.011 300 0*** (0.003 160 0)	0.000 190 0*** (0.000 045 8)	0.000 173 0*** (0.000 048 9)	0.000 165 0*** (0.000 049 4)	0.000 140 0*** (0.000 050 9)
在线登录频率		3.204 00*** (0.300 00)	2.833 00*** (0.303 00)	1.514 00*** (0.569 00)		0.023 20*** (0.006 90)	0.019 50*** (0.006 70)	0.005 42 (0.010 00)
文章数		0.188 00** (0.093 00)	0.173 00** (0.083 80)	-0.421 00*** (0.087 40)		0.001 68 (0.001 70)	0.001 51 (0.001 64)	-0.006 86*** (0.002 59)
领导者身份			26.180 0*** (5.441 0)	17.390 0*** (4.290 0)			0.360 0*** (0.109 0)	0.196 0** (0.091 5)
多团队成员身份			17.380 0*** (3.795 0)	-7.942 0* (4.862 0)			0.107 0* (0.058 1)	-0.185 0** (0.087 2)
领导者身份×在线登录频率				14.830*** (5.016)				0.345** (0.145)
领导者身份×文章数				0.516 (5.881)				-0.179* (0.107)
多团队成员身份×在线登录频率				0.853 00** (0.431 00)				0.003 77 (0.007 96)
多团队成员身份×文章数				0.434 00*** (0.049 20)				0.007 50*** (0.001 73)
R^2	0.371	0.415	0.442	0.501	0.194	0.202	0.209	0.262

注：$N=3170$；括号内为标准误差；价格分别表示图文咨询价格和电话咨询价格

*表示 $p<0.1$，**表示 $p<0.05$，***表示 $p<0.01$

9.4　结　　果

本章运用层次线性回归模型，探讨医生的个人努力和身份对服务数量的影响。同时，研究了身份的调节作用。采用普通最小二乘法估计实证结果，在 p 值小于 0.05 时建立统计学显著性。所有数据采用 Stata13.0 进行分析。

9.4.1　描述性统计与相关关系

描述性统计见表 9-3。其中，包括 Pearson's 相关性，相关系数大多不高，结果稳定。方差膨胀系数均在 10 以下，说明不存在严重的多重共线性问题。

9.4.2　实证结果

本章的实证结果见表 9-2。模型 4 中的 R^2 值为 0.501，说明各变量解释了图文咨询数量方差的 50.1%。通过对每列 R^2 的比较，四个模型都有令人满意的解释。大多数路径具有统计学意义，支持 H9-1、H9-2、H9-3、H9-4、H9-5a 和 H9-6b，H9-6a 部分支持，H9-5b 不支持。具体而言，医生的个人努力和身份与其绩效显著正相关，并证实了个人努力和身份在图文咨询和电话咨询的服务数量中起着至关重要的作用。

结果还表明，调节效应表现出复杂的影响。第一，领导者身份强化了在线登录频率与两种咨询数量之间的关系，支持 H9-5a，但未能积极调节文章数与两种咨询数量之间的关系（$\beta = 0.516$，$p > 0.1$；$\beta = -0.179$，$p < 0.1$），因此不支持 H9-5b。第二，多团队成员身份强化了文章数与两种咨询数量之间的关系，支持 H9-6b，但是，尽管多团队成员身份在图文咨询中起到了积极的调节作用，但对在线登录频率和电话咨询数量之间的关系没有任何显著影响，因此部分支持 H9-6a。

领导者身份反向调节了文章数对电话咨询数量的影响，但这种调节作用不存在于图文咨询中。有几个因素导致了这一点。选择电话咨询的病人需要及时的服务。选择电话咨询的患者迫切需要及时的医疗服务，领导者身份与外围努力即文章数均对医生的时间投入有要求，因此存在时间上的冲突。同样，多团队成员身份和在线登录频率的交互作用在需要及时性的服务（如电话咨询）中没有发挥作用，但在不强调及时性的服务（如图文咨询）中发挥了积极作用。此外，鉴于两种服

表 9-3 描述性统计（N=3170）

变量	最小值	最大值	均值	标准差	方差膨胀系数	图文咨询数量	电话咨询数量	职称	图文咨询价格	电话咨询价格	初始服务数量	在线登录频率	文章数	领导者身份
图文咨询数量	0	1 426	49.530	111.400	—									
电话咨询数量	0	35	0.532	1.964	—	0.600*								
职称	0	4	2.427	1.006	1.650	0.237*	0.188*							
图文咨询价格	0	659	43.700	67.970	2.160	0.387*	0.356*	0.360*						
电话咨询价格	0	1 500	56.910	91.680	2.050	0.342*	0.287*	0.329*	0.703*					
初始咨询数量	0	49 338	1 093	3 093	1.410	0.557*	0.393*	0.271*	0.372*	0.335*				
在线登录频率	0	30	9.328	7.312	1.230	0.415*	0.249*	0.246*	0.331*	0.325*	0.285*			
文章数	0	1 299	17.880	53.290	1.250	0.344*	0.230*	0.221*	0.252*	0.229*	0.416*	0.219*		
领导者身份	0	1	0.273	0.446	1.700	0.327*	0.243*	0.603*	0.368*	0.327*	0.296*	0.301*	0.240*	
多团队成员身份	1	9	1.335	0.967	1.060	0.277*	0.138*	-0.002	0.129*	0.103*	0.181*	0.148*	0.095*	0.025

*表示相关性在 0.01 水平上显著

务形式的属性不同,在图文咨询期间,文章被用来向患者推荐服务,而在电话咨询中,推荐几乎没有帮助。

9.4.3　稳健性检验

本章通过消除任何极值来检查数据的稳健性。在 3 个月内没有提供图文咨询服务的医生被排除在本章的样本之外,因此本章通过忽略服务数量为 0 的样本来运行模型。在这些医生中,977 名医生提供了零服务,其余 2193 名医生提供了图文咨询。本章使用分层线性回归来检验结果是否可靠,研究结果表明,根据变量系数和显著性水平,结果相当稳健,如表 9-4 所示。

此外,本章使用从 2018 年 4 月 10 日至 2019 年 4 月 10 日收集的数据,并通过将交互项描述为"平均值"来解决多重共线性问题,将患者数量视为因变量,进行了另一次稳健性检验。所有结果汇总见表 9-5。

9.5　讨论与结论

9.5.1　结果分析

鉴于以往的研究已经考察了在线医疗社区中个体表现的影响因素,基于归因理论和认同理论的指导理论,本章提出了一个概念模型,假设并检验了在线医疗团队中医生的个人努力、身份和服务数量之间的关系。此外,本章通过研究中心和外围努力的具体维度,以及医疗团队中的领导者和多团队成员身份与它们的联合效应,提供了一个新的服务数量的细粒度框架。

本章的结果支持大部分假设,因此服务数量可以通过提高医生在在线医疗社区中的努力或在线医疗团队中开发他们的身份来提高。高在线登录频率的医生更有可能通过及时的反应吸引患者。同时,患者通过在主页上发表的文章数来评价医生是否专业,通过阅读这些文章,患者的感知价值增加,他们就更愿意选择发表文章多的医生。本章发现医疗团队中的身份对个体服务数量的显著正效应及其在大多数情况下的正向调节效应。值得注意的是,在电话咨询中,领导者身份与文章数呈现负交互效应。

表 9-4　本章稳健性检验结果

变量	图文咨询				电话咨询			
	模型 1	模型 2	模型 3	模型 4	模型 1	模型 2	模型 3	模型 4
常量	19.090***	-21.850***	-37.210***	-0.346	-0.150	-0.477***	-0.468***	0.101
职称	-2.7830 (2.2070)	-3.8620* (2.2790)	-9.0210* (2.6250)	-7.4730*** (2.5210)	0.0700 (0.0472)	0.0575 (0.0478)	-0.0356 (0.0551)	-0.0118 (0.0501)
价格×价格	0.80500*** (0.11700)	0.67600*** (0.10700)	0.60500*** (0.10200)	0.57500*** (0.09730)	0.00697*** (0.00112)	0.00629*** (0.00107)	0.00588*** (0.00108)	0.00590*** (0.00108)
价格²×价格	-0.00119000*** (0.00021500)	-0.00101000*** (0.00019400)	-0.00093500*** (0.00019300)	-0.00088700*** (0.00019000)	-0.00000490*** (0.00000081)	-0.00000440*** (0.00000076)	-0.00000410*** (0.00000077)	-0.00000410*** (0.00000076)
初始服务数量	0.015500*** (0.003160)	0.013400*** (0.003130)	0.012400*** (0.003050)	0.011100*** (0.003150)	0.0001850*** (0.0000460)	0.0001670*** (0.0000488)	0.0001590*** (0.0000493)	0.0001370*** (0.0000509)
在线登录频率		3.89400*** (0.40300)	3.62000*** (0.40400)	2.31200*** (0.80300)		0.031400*** (0.009910)	0.028300*** (0.009580)	0.006100 (0.012600)
文章数		0.18900*** (0.09410)	0.17500** (0.08430)	-0.42100*** (0.08680)		0.001660* (0.001710)	0.001500* (0.001650)	-0.006890*** (0.002260)
领导者身份			30.780*** (6.560)	19.960*** (5.064)			0.406*** (0.131)	0.167 (0.120)
多团队成员身份			18.410*** (3.9880)	-6.2810 (6.3960)			0.1180** (0.06150)	-0.2140* (0.1150)
领导者身份×在线登录频率				11.340* (6.315)				0.347* (0.178)
领导者身份×文章数				0.536 (5.912)				-0.184* (0.108)
多团队成员身份×在线登录频率				0.69600* (0.52600)				0.00526 (0.00970)
多团队成员身份×文章数				0.43600*** (0.04940)				0.00756*** (0.00173)
R^2	0.325	0.369	0.401	0.461	0.171	0.180	0.187	0.240

注：$N = 2193$；括号内为标准误差；价格分别表示图文咨询价格和电话咨询价格

*表示 $p < 0.1$，**表示 $p < 0.05$，***表示 $p < 0.01$

表 9-5　结果汇总

假设	结果
H9-1 在线登录频率（+）→服务数量	支持
H9-2 文章数（+）→服务数量	支持
H9-3 领导者身份（+）→服务数量	支持
H9-4 多团队成员身份（+）→服务数量	支持
H9-5a 领导者身份×在线登录频率（+）→服务数量	支持
H9-5b 领导者身份×文章数（+）→服务数量	不支持
H9-6a 多团队成员身份×在线登录频率（+）→服务数量	部分支持
H9-6b 多团队成员身份×文章数（+）→服务数量	支持

本章有几个局限性。首先，本章是基于横断面数据而不是面板数据，因此需要进一步的纵向设计研究。其次，还必须考虑医学信息的作用，因为不同症状和疾病的患者往往会向不同的科室和专业寻求帮助。最后，本章仅以在线登录频率及医生主页上发表的文章数来衡量医生的努力程度，其他方面有待进一步考虑。同时，数据的局限性也导致了操作上的局限性。由于无法直接测量在线登录频率（这是在线医疗社区中不可见的数据），因此本章根据"每间隔五天登录一次"来估计和推断每月的登录频率。尽管有这些局限性，本章仍引发了新的研究问题，并为未来的研究提供了有趣的方向。第一，未来的研究可以考虑不同层次的关键因素之间的关系。第二，未来研究的一个重要方向是医疗团队与个体的比较研究。第三，在目前研究的基础上，可以继续探讨医疗团队对团队成员行为和成员绩效的影响。

9.5.2　本章小结

本章确立了几个主要的理论意义。首先，考虑到其他领域采用的多层次研究设计，本章将身份概念扩展到医疗团队的语境中，为不同层次的研究开辟了新的途径，为中国在线医疗社区跨层次研究提供了一个新的视角。其次，在归因理论和认同理论的基础上，本章使用人际归因和个人内部归因的概念来形成基本因素，并构建假设，而情境化的概念（如医疗团队中的医生的个人努力和身份）已被证明对个体的服务数量有显著影响。在此，本章以认同理论为基础，结合内部归因来解释身份在医疗团队中的作用。因此，本章将这两种理论置于在线医疗社区的语境中，拓展了它们的应用范围，丰富了在线医疗社区相关理论。最后，与其他研究不同的是，本章侧重于个人努力、身份及其相互作用对服务数量的影响，这有助于更有力和全面地理解服务数量。

　　本章的研究结果为医疗从业者、消费者和管理者提供了信息系统领域的管理和行为策略，从而为医疗从业者、消费者和管理者积极地走向线上咨询服务做出了一些实际贡献。首先，对于医疗从业者，本章的实证研究显示了管理实践的重要意义，并强调了在改善医疗服务和增强竞争力方面应给予更多关注，特别是对于那些具有领导者身份或多团队成员身份的医生。具有领导者身份的医生应谨慎，发布更多文章可能不会提高电话咨询数量，因此他们不应花太多时间和精力在外围努力（即撰写文章）上。相反，他们可以更多地集中精力在登录在线医疗社区等中心努力上，以提供更多的在线医疗社区电话咨询。其次，从事在线医疗社区工作的管理者应全面考虑医生在医疗团队中的努力和身份，并采取措施，如鼓励具有领导者身份的医生更频繁地登录平台，使他们更多地参与其中，最终促进在线医疗社区的发展。最后，本章还可以告知患者在不同情况下如何选择医生，并提醒他们感知服务质量和价值的重要性。因此，利益相关者应重视医生在医疗团队中的努力、身份及它们的共同作用，从而做出明智的决策。

本章参考文献

Brown S P, Peterson R A. 1994. The effect of effort on sales performance and job satisfaction[J]. Journal of Marketing, 58（2）：70-80.

Cao X Y, Liu Y M, Zhu Z X, et al. 2017. Online selection of a physician by patients：empirical study from elaboration likelihood perspective[J]. Computers in Human Behavior, 73：403-412.

Chien T K, Chang T H, Su C T. 2003. Did your efforts really win customers' satisfaction？[J]. Industrial Management & Data Systems, 103（4）：253-262.

Comello M L. 2013. Conceptualizing the intervening roles of identity in communication effects：the prism model[C]// Lasorsa D, Rodriguez A. Identity and Communication. New York：Routledge：168-188.

Deng Z H, Liu S. 2017. Understanding consumer health information-seeking behavior from the perspective of the risk perception attitude framework and social support in mobile social media websites[J]. International Journal of Medical Informatics, 105：98-109.

Guo S S, Guo X T, Fang Y L, et al. 2017. How doctors gain social and economic returns in online health-care communities：a professional capital perspective[J]. Journal of Management Information Systems, 34（2）：487-519.

Horwitz S K. 2005. The compositional impact of team diversity on performance：theoretical considerations[J]. Human Resource Development Review, 4（2）：219-245.

Hu X, Chen X Y, Davison R M. 2019. Social support, source credibility, social influence, and impulsive purchase behavior in social commerce[J]. International Journal of Electronic Commerce, 23（3）：297-327.

Kanfer R. 1990. Motivation theory and industrial and organizational psychology[C]//Dunnette M D, Hough L. Handbook of Industrial and Organizational Psychology. Palo Alto：Consulting Psychologists Press：75-170.

Kwok N, Hanig S, Brown D J, et al. 2016. How leader role identity influences the process of leader emergence：a social network analysis[J]. The Leadership Quarterly, 29（6）：648-662.

Li J Y, Wu H, Deng Z H, et al. 2019. How professional capital and team heterogeneity affect the demands of online team-based medical service[J]. BMC Medical Informatics and Decision Making, 19：119.

Liu Q B，Liu X X，Guo X T. 2020a. The effects of participating in a physician-driven online health community in managing chronic disease：evidence from two natural experiments[J]. MIS Quarterly，44（1）：391-419.

Liu S，Zhang M Y，Gao B J，et al. 2020b. Physician voice characteristics and patient satisfaction in online health consultation[J]. Information & Management，57（5）：103233.

Maynard M T，Mathieu J E，Rapp T L，et al. 2012. Something（s）old and something（s）new：modeling drivers of global virtual team effectiveness[J]. Journal of Organizational Behavior，33（3）：342-365.

McClean E，Collins C J. 2011. High-commitment HR practices，employee effort，and firm performance：investigating the effects of HR practices across employee groups within professional services firms[J]. Human Resource Management，50（3）：341-363.

O'Leary M B，Mortensen M，Woolley A W. 2011. Multiple team membership：a theoretical model of its effects on productivity and learning for individuals and teams[J]. The Academy of Management Review，36（3）：461-478.

Petrovi A，Petri G，Manfreda K L. 2016. The effect of email invitation elements on response rate in a web survey within an online community[J]. Computers in Human Behavior，56：320-329.

Stets J E，Burke P J. 2000. Identity theory and social identity theory[J]. Social Psychology Quarterly，63（3）：224-237.

Weiner B. 1985. An attributional theory of achievement motivation and emotion[J]. Psychological Reports，92（4）：548-573.

Wu H，Deng Z H. 2019. Knowledge collaboration among physicians in online health communities：a transactive memory perspective[J]. International Journal of Information Management，49：13-33.

Wu H，Lu N J. 2018. Service provision，pricing，and patient satisfaction in online health communities[J]. International Journal of Medical Informatics，110：77-89.

Yang H L，Guo X T，Wu T S，et al. 2015. Exploring the effects of patient-generated and system-generated information on patients' online search，evaluation and decision[J]. Electronic Commerce Research and Applications，14（3）：192-203.

Zhu W C，Sosik J J，Riggio R E，et al. 2012. Relationships between transformational and active transactional leadership and followers' organizational identification：the role of psychological empowerment[J]. Journal of Behavioral and Applied Management，13（3）：186-212.

第10章 在线医疗社区中医生团队解散

在线医疗团队是一种新颖的医疗服务形式，2017 年出现于在线医疗社区中。在线医疗团队通常由领导者和其他几个成员组成，这些成员通常来自不同的部门或医院，因此并不经常进行面对面的沟通或协作（Wu and Deng，2019）。在线医疗团队可以通过线上沟通的方式进行协作，越来越多的医生愿意在虚拟团队中与其他成员进行协作工作，通过互联网为患者提供在线医疗建议。随着普及程度的提高，截至 2019 年初已有 3000 多个医生团队，1 万多名医生成员在好大夫在线平台提供团队医疗服务，为"互联网＋医疗"政策的实施和蓬勃发展做出了贡献，并使虚拟团队成为面对面医疗服务的可行替代方案（Griffith et al.，2003）。在实践中，线下的团队合作策略在全世界改善医疗保健水平也是很普遍的（Li et al.，2019）。"在线医疗团队"一词在各种环境中被广泛使用，本章试图在在线医疗社区的背景下考察团队合作实践。

10.1 研 究 背 景

与传统医疗团队不同，在线医疗社区的医生可以自主地组成一个团队或加入一个团队，这一决策只出于他们自己的意愿，而不是政策或上级安排。本质上，在线医疗团队主要作为一种虚拟团队，其在线性质改变了线下关注的几个方面。具体来说，在线医疗团队具有成员分散和团队虚拟的特点，这也是虚拟团队的两个主要特征（Guinea et al.，2012）。首先，由于位置分散，团队成员无须遵循传统的托管团队中通常使用的行为控制机制并进行自我管理。其次，这种虚拟模式扩展了成员在时间和空间上的活动范围，可以将具有不同背景的医生重组到一个团队中。综上所述，在线医疗团队的属性——分散性和虚拟性在一定程度上凸显了该服务模式的优势。

在线医疗团队可以在一定程度上缓解当前中国医疗供求方面不平衡的问题。在线医生-医生协作机制可以通过与在线医疗团队中其他人的沟通和合作，确保为患者提供更好的服务，提高服务响应度，优化资源配置，从而缓解人力供给等医疗服务资源短缺问题。此外，在线医疗社区中的医疗服务可以满足因人口老龄化和生活水平提高而引发的对医疗服务飞速增长的需求（Deng et al.，2015），基于团队的服务可以通过增加服务医生的数量与改善其服务质量来满足患者对于医疗服务的需求。

由于这些优点，在线医疗团队在理论上被认为是有发展前途的，但在实践过程中却存在频繁的解散现象。根据本章从在线医疗社区获得的数据，大约20%的在线医疗团队已经宣布解散，并且解散的团队数量还在不断增加。从理论上讲，虚拟团队难以实现高效运行的原因在于其运营和管理的流程非常复杂（Guzmán et al.，2010），在线医疗团队也是如此。在实践中，一旦成员感到自己缺乏进步空间并且离开团队的限制很少，他们可能会集体选择离开（Bartunek et al.，2008）。特别是，当患者更喜欢在线医疗团队的其他形式的在线医疗服务（如图文咨询、电话咨询）时，他们甚至会否认团队服务的价值。根据以上分析，在线医疗团队的属性——分散性和虚拟性可能会放大传统管理团队的挑战，甚至可能会影响团队状态，导致团队解散。

团队解散对在线医疗社区中的医疗服务有显著的负面影响。它不仅会影响医疗服务的连续性，而且会恶化参与医生与在线医疗社区之间的关系，进而影响在线医疗服务的提供。因此，需要有效解决在线医疗团队的解散问题。但是，通过对现有研究进行分析可以看出目前对于团队解散的研究不足，以往关于虚拟团队的研究重点主要在于团队绩效，并且缺乏量化的实证分析来了解团队解散的实际影响因素。通常不涉及虚拟团队相关的研究，主要是因为大多数虚拟团队都是为了完成某项任务临时组建的，任务完成之后就会自行解散（Powell et al.，2004），而无须进一步的研究。鉴于在线医疗社区中的在线医疗团队是长期的，应该实证研究其解散原因以实现在线医疗团队的可持续发展。

信息管理领域一直专注于团队合作和决策支持的研究，而先前的研究侧重于团队领导、团队多样性对虚拟团队绩效的影响。一些与潜在变量（如领导力和多样性）相关的研究情境是线下医生团队或其他领域中的虚拟团队。团队成员多样性可能导致基于团队的服务冲突和负面影响，它可以进一步影响团队状态并导致团队解散，领导者在团队中的发挥着关键作用，所以在线医疗团队的领导者不仅应考虑成员之间的协调问题，还应调整团队的组织架构以提高其适应能力，同时也会面临团队解散和成员退出等挑战。因此，团队解散在很大程度上取决于团队多样性和领导者这两个方面。鉴于相关潜在机制尚不清楚，所以本章主要研究领导者类型和团体多样性对在线医疗团队解散的影响，主要研究以下问题：①在线医疗团队多样化如何影响团队解散？②在线医疗团队的领导者类型如何影响团队解散？

10.2　文　献　综　述

10.2.1　在线医疗社区中的医疗团队和领导者类型

团队合作是现代卫生保健的重要组成部分（Gennari et al.，2005；Kuziemsky

et al., 2009)。在线医疗团队由领导者和其他成员（如护士、医疗技术人员或医生）组成，通过通信设备为在线医疗社区平台中的患者提供"多对一"医疗咨询，从而实现线上医患沟通。以往对虚拟团队的研究涵盖了不同领域，如开源软件团队、高层管理团队及国际公司中的研发团队，只有少数研究探索了在线医疗团队。

领导者在调整团队以提高适应能力方面起着至关重要的作用，尤其是当团队面临诸如成员退出或团队解散等障碍和挑战时（Gilson et al., 2015；Perry et al., 2014；Ali et al., 2017）。各种类型的领导职能各不相同，已有研究将在线医疗团队的团队结构分为整合型、辅助型与独立型三种合作模式，并将辅助型模式的团队领导归为权威型领导，而认为其余两种模式的团队领导与成员是平等的（Wu and Deng, 2019）。然而，这种分类忽略了弱势型领导结构的存在。因此，本章通过对团队领导与团队成员的职称比较，将团队领导结构分为强势型、平等型和弱势型三类。

尽管本章着眼于领导者类型，但本章更倾向于将领导者类型定义为结构性概念，而不是诸如民主领导者这样的管理概念。因此，本章的分类基于在线医疗团队中的领导者和成员的身份距离，它可以捕获社会等级中的结构差异，从而产生差别。鉴于临床职称包括从高到低的四个级别：主任医师、副主任医师、主治医师和住院医师，这些职称可以用来反映在线医疗团队中领导者和成员的身份距离，基本上符合本章的分类标准。

10.2.2 团队多样性

多样性对团队绩效的影响是不一致的，因为尚未在概念层面上精确定义"多样性"结构，并且相同的因变量可能会受到不同程度的多样性的不同影响。因此，需要一种细致的方法将其分为不同的子概念来研究，以便更详细地说明环境和条件的影响。学者根据独特的关注点和标准提出了有效的多样性类型（Kirkman et al., 2009）。它通常分为信息多样性，其指的是关于社会人口统计指标的任务和社会类别多样性（Jehn et al., 1999）。Harrison 和 Klein（2007）提出多样性包括三个不同的要素：分离度多样性、种类多样性和地位差异性，其变化的潜在理论逻辑可以很好地解释观察到的现象（Harrison and Klein, 2007；Daniel et al., 2013）。简而言之，后者比前者更全面，更关注心理方面，因为后者指的是人口统计学和非人口统计学特征的单位内差异（Harrison and Klein, 2007）。

鉴于本章旨在从结构的角度研究团队解散的潜在机制及在医疗服务提供过程中医生心理状态的重要性，本章选择了分离度多样性、种类多样性和地位差异性的分类方式。具体来说，分离度多样性侧重于人们在态度等主观性方面的不一致或对立，由于一般情况下对在线医疗服务越积极主动的医生，其对患者咨询的反应速度是越大的，所以医生的个人服务反应速度可以反映其主观态度。种类多样性关注于专业技能或知识、信息等类别上的差异，鉴于医疗服务领域具有疾病和科室之别，团队内医生成员的科室数可以反映多样性。地位差异性则主要反映成员之间地位、权利等垂直连续体上的差别，通常情况下患者倾向于相信和选择具有较高地位的医生，其决策支持的主要依据就是临床职称，根据以往的在线医疗服务研究，医生地位资本的主要指标是临床职称，因此本章主要关注医生成员的职称差异性。在在线医疗社区背景下，患者倾向于信任具有较高地位的医生，而医生地位资本的主要指标是临床职称，因此成员临床上的职称差异可能代表成员在团队中的地位差异。

团队多样性直接影响紧急状态和服务过程，然后对团队解散产生影响。首先，学者证实了团队的多样性通常会导致几种负面的紧急状态，如在服务提供过程中成员之间的交流冲突。其次，因为许多医生在空闲时间提供在线服务，多元化程度高的团队，尤其是那些分散的团队，可能会导致登录频率的不一致。这可能导致在提供医疗服务期间，团队成员之间缺乏沟通和互动。总之，负面的紧急状态和不令人满意的服务流程会进一步影响成员敬业度、退出行为和离职率。因此，团队多样性可能是团队解散的根本原因。

10.2.3 团队解散

在线医疗社区的在线医疗团队在中国已经存在了一段时间，在这期间很多的团队从创立走到了解散，原因在于成员在感觉团队帮助有限并且离开的限制很少时会集体选择离开团队（Bartunek et al.，2008）。学者从消极的角度研究了组织差异对技术放弃的影响，本章也将从消极的角度关注团队解散的原因。

尽管有限的研究侧重于团队解散，但已有有关团队状态和绩效的相关研究探索了控制和管理团队的关键结构方法。首先，团队多样性很可能是开源软件和其他社区的团队绩效的影响因素，它对绩效、成员敬业度、退出行为和离职率等结果都有积极和消极的影响。一些观点认为团队多样性限制了单位内的行为和社会融合，加剧了冲突和人员流动，并降低了士气、凝聚力和绩效，而另一些观点则强调了信息资源多样性的好处，如提高质量决策。其次，团队冲突作为一种新兴状态，已被发现在虚拟团队中具有双向因果关系。团队冲突的一个重要先决条件是团队多样性，而团队冲突可能进一步导致团队绩效低下或团队状态糟糕。因此，团队的多样性可能会导致团队冲突，进而影响团队的凝聚力和团队的持续性或稳定性。最后，团队组成的多样性对团队绩效的影响受特定情境领导者的影响。基于以上几点，先前的研究为如何从团队多样性和领导者类型的角度探索在线医疗社区中的团队解散提供了学术指导。

团队规模、早期团队活动、领导者类型和回复速度都可能会影响团队状态。

基于集体行动理论，可以推断团队规模对团队地位产生影响。此外，基于交易成本理论，个别价格函数可能会影响用户的感知服务质量和交易成本。鉴于价格和团队规模的正负作用尚无定论，因此有必要进一步调查它们对在线医疗团队解散的影响。综上所述，本章应考虑以上团队解散的影响因素。

10.3　研究假设

本章着重于团队多样性和领导者类型，基于对虚拟团队的文献综述来探索不同的团队状态。团队多样性常常导致成员之间的冲突（Williams and Karau，1991），而领导者类型又在处理解散等危机中起着关键作用（Gilson et al.，2015；Perry et al.，2014）。因此，本章将从这两个角度研究在线医疗团队的解散问题，概念模型如图 10-1 所示。

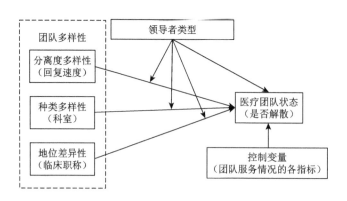

图 10-1　概念模型

10.3.1　团队多样性和团队解散

总体而言，鉴于团队多样性对团队服务的负面影响，多样化的团队可能会解散。成员可能认为他们的贡献在多样化的团队中是不必要的，从而减少"可有可无"的努力；同时，其他人则认为同事没有履行其义务，所以也会选择减少自己的努力，以避免浑水摸鱼的同事造成的"吸管效应"（Kerr and Bruun，1983；Nijstad，2009）。最终，由浑水摸鱼行为引起的高度警惕将导致团队服务的丧失，从而在在线医疗团队成员之间形成恶性循环。

分离度多样性，指的是在线医疗团队中医生的主观态度会降低团队成员之间的凝聚力，从而导致绩效下降和团队解散。首先，对待成员态度的差异会引发成员之间的不信任和冲突，从而导致人际关系混乱、对团队的贡献减少甚至某些成员的退出（Harrison and Klein，2007）。此外，这些负面的紧急状态将降低团队服务的及时性——这是患者非常看重的属性。因此，本章提出以下假设。

H10-1a：分离度多样性是在线医疗团队解散的风险因素。

鉴于医疗领域的高度专业化，成员部门的多样性影响了团队的专业素养和解散。首先，类别多样性也可能使团队受益，因为来自不同背景或部门的医生可能会互相学习或互相补充。但是，在线医疗社区与其他社区不同，它们在知识共享或技术支持方面与众不同，其特点是提供专业服务和医疗服务，知识学习和社会支持反而是次要的。尽管医生通常希望彼此学习或互相补充，但他们更愿意在自己的部门中以实践性强的方式来补充经验和知识。其次，患者倾向于选择专业的医疗服务并有目的地寻求在线医疗团队的帮助。考虑到医疗经验，同属一个科室的团队（可能给患者留下专业的印象）可以吸引和留住比多样化团队更多的患者。只有在这个良性循环中，成员才能被激励继续提供团队服务，反之亦然。因此，本章得出以下假设。

H10-1b：种类多样性是在线医疗团队解散的危险因素。

职称作为一个单位层次的构成结构，具有相互矛盾的作用，与上述两个潜在变量不同，在线医疗团队上下级的地位多样性会通过权力距离方向影响团队状态（即是否解散）。地位差异性反映了成员地位和权力的分布（Harrison and Klein，2007），而权力距离是指在上下级关系中权力大小的文化观念（Lonner et al.，1980），因此地位差异性与成员的权力距离相关。由于高权力距离的文化会促进个人的高权力距离取向，中国是一个权力距离水平较高的国家（Lin et al.，2013），因此中国的医生在权力距离取向上也同样很高，他们认为上级应该对下属拥有很大程度的权力。同时，权力距离较高的成员更可能接受并信任自己的组织（Kirkman et al.，2009），因此在中国，地位差距较大的医疗团队更加稳定。此外，先前的研究已经证实，具备地位差异性较大的团队的成员之间更可能交流在工作中学习到的一些个人经验和教训（Jayanti and Singh，2010），地位差异性可能对团队绩效和状态产生积极影响，加快团队决策的制定（Overbeck et al.，2005；Groysberg et al.，2011）。因此，本章提出如下假设。

H10-1c：地位差异性是在线医疗团队解散的保护因素。

10.3.2　领导者类型与团队解散

先前已经研究了领导在团队运作中的关键作用，并确认了领导者类型对团队状态的不同影响（Goleman，2000）。特别是面对不同挑战时，有必要及时调整领导者类型，而团队解散通常是团队领导者无能的结果。总体而言，领导者具备的消除障碍的能力是在线医疗团队与众不同的原因。此外，从本质上讲，感知到的组织状态是影响团队状态的关键途径。当领导者与成员的状态距离较高时，领导者的感知组织状态通常会较高（Anderson et al.，2001；Sparrowe and Liden，2005），这有利于改善团队状态。鉴于在线医疗社区中三种类型的领导者相互竞争，并且他们之间存在三种成对的比较关系，因此本章从这三个维度进行相应的假设。

第一，本章关注弱势型领导者与强势型领导者之间的成对比较关系。在三种领导者类型中，弱势型领导者在清除障碍或适应挑战方面的能力最弱，因此，与弱势型领导者相比，强势型领导者更有可能具备适应能力来应对团队解散问题。此外，成员更喜欢强势型领导使团队形成相对稳定的结构，因为一个人的行为是由人们愿意服从一个强者的社会规范所决定的（Elster，1989；Milgram，1965）。同时，拥有强势型领导者的在线医疗团队的领导与成员的地位距离和领导者的感知组织地位较高，更可能避免解散。因此，本章提出以下假设。

H10-2a：与弱势型领导者相比，强势型领导者更能防止团队解散。

第二，本章关注弱势型领导者与平等型领导者之间的成对比较关系。在在线医疗团队的适应能力上，平等型领导模式有利于形成宽松、灵活和平等的团队氛围，使在线医疗团队结构易于调整，以促进服务的良性循环，避免解散。另外，平等型领导者与成员的地位距离和其感知的组织地位明显高于弱势型领导者。按照此逻辑，本章提出以下假设。

H10-2b：与弱势型领导相比，平等型领导更能防止团队解散。

第三，本章关注强势型领导者和平等型领导者之间的成对比较关系。尽管与弱势型领导者相比，平等型领导者中存在上述优势，但与强势型领导者相比，这些优势将消失，因为平等型领导者的适应能力和感知组织地位都不如强势型领导者。因此，本章提出如下假设。

H10-2c：与平等型领导者相比，强势型领导者更能防止团队解散。

10.3.3　领导者类型的调节作用

有证据表明，团队多样性与领导者类型具有显著的交互影响（Groves and Feyerherm，2011），表明团队多样性的影响因领导者类型而异。在中国，具有较高的临床职称的医生往往具备丰富的临床经验，因此根据临床职称定义的领导者类型可以在一定程度上反映医生的经验。按照这种逻辑，领导者类型可能与团队多样性产生显著的交互作用。从印象管理的角度来看，考虑到成员之间的相互补偿，不同的领导者类型需要不同的补偿程度，因此他们在实践中成对组合，形成了不同的团队多样性。弱势型领导者倾向于通过增加多样性以降低团队解散概率来弥补自己的弱点，而强势型领导者则与弱势型领导者相反，他们倾向于寻求经验较少的医生作为成员，因为他们从主观上认为自己不需要其他人的社会补偿，团队多样性反而会引发冲突、加速团队解散。

团队多样性对团队解散的影响也会因领导者类型而变化。在实践中，领导者对组织地位的感知会随着领导者与成员地位距离的增加而增加，团队的高度多元化会强化这种感知。再加上领导者在团队管理和团队绩效中的关键作用，本章可以假设强势型领导者可以通过影响成员对自己在团队中地位的感知来积极地调节团队多样性与团队状态之间的关系。具体地说，由于分离度多样性可能导致成员之间的冲突，强势型领导通常会忙于线下提供医疗服务，而他们所领导的在线团队则更可能因缺乏凝聚力而解散。此外，不同部门的成员与弱势型领导者的成对组合有利于在线医疗团队的社会补偿，但由于强势型领导者缺乏对社会补偿的需求，所以高多样性对于他们来说是多余的。考虑到地位差异性和强势型领导是防止团队解散的因素，所以二者之间的交互效应对在线医疗团队的稳定性至关重要。因此，本章提出以下假设。

H10-3：与弱势型领导者相比，强势型领导者积极调节团队多样性，即分离度多样性（H10-3a）、种类多样性（H10-3b）和地位差异性（H10-3c）与团队解散之间的关系。

平等型领导者的作用类似，主要是因为与弱势型领导者相比，他们相对占主导地位。与弱势型领导者相比，平等型领导者在调整团队多样性方面表现出灵活性，因此能够积极调节团队多样性与团队状态之间的关系。因此，本章提出以下假设。

H10-4：与弱势型领导者相比，平等型领导者积极调节团队多样性，即分离度多样性（H10-4a）、种类多样性（H10-4b）和地位差异性（H10-4c）与团队解散之间的关系。

但是，与强势型领导者相比，平等型领导者的作用恰恰相反。一方面，与强势型领导者相比，他们似乎相对较弱，并且他们的相对适应能力和组织地位均处于下风。另一方面，在平等型领导者的领导下，在线医疗团队中存在一个或多个具有与其地位相同的成员，团队多样化产生的社会补偿可以在一定程度上平衡和优化权力距离。因此，与强势型领导者相比，平等型领导者和团队多样性的相互作用有助于避免团队解散，本章提出以下假设。

H10-5：与强势型领导者相比，平等型领导者负向调节团队多样性，即分离度多样性（H10-5a）、种类多样性（H10-5b）和地位差异性（H10-5c）和团队解散之间的关系。

10.4　方　　法

10.4.1　数据采集

本章使用在好大夫网站在线中运行的 1071 个在线医疗团队样本来测试概念模

型。本章研究了从 2018 年 1 月 10 日到 2018 年 4 月 10 日这 3 个月内这些团队的状态变化（团队是否解散），在 2018 年 1 月 10 日，通过好大夫在线获取了由 4740 名成员组成 1071 个在线医疗团队的信息。

10.4.2　变量和模型规格

1. 变量测量

因变量。本章中的因变量是在线医疗团队状态。团队解散时的值为 1，未解散团队的值为 0。在 1071 个团队中，有 206 个解散，占近 20%。表 10-1 解释了经验模型中所有变量的测量。

表 10-1　变量说明

变量			变量说明	变量类型
因变量	在线医疗团队状态		团队是否解散。解散 = 1，未解散 = 0	哑变量
自变量	团队多样性	分离度多样性	所有成员回复速度的标准差	连续型变量
		种类多样性	一个团队中的科室数量	连续型变量
		地位差异性	反映医生在团队中的地位，以医生临床职称表示，分为住院医生、主治医生、副主任医生、主任医生四个层次，由低到高，值为 1 到 4	有序多分类变量
	领导者类型	领导者类型 1	如果领导者的头衔在所有成员中最高，则为 1（强势型领导）；否则为 0	哑变量
		领导者类型 2	如果领导者的头衔与团队成员的头衔相等则为 1（平等型领导）；否则为 0	哑变量
控制变量	团队服务情况	团队规模	在线医疗团队的成员人数	连续型变量
		回复速度	在线医疗团队的回复速度，即 24 小时回复率	连续型变量
		起始服务量	在线医疗团队已服务的患者数量	连续型变量
		价格	在线医疗团队的服务价格	连续型变量

自变量。团队多样性和领导者类型作为自变量的两个方面。团队多样性包括分离度多样性、种类多样性和地位差异性。分离度多样性主要体现在线医疗社区中医生对医疗服务态度的标准偏差，即个人服务的回复速度。团队包含的科室数量和团队成员临床职称分别代表种类多样性和地位差异性。

本章中，领导者类型是通过在线医疗团队中的领导者和成员的地位距离来衡量的，它可以分为三类：强势型领导者、平等型领导者和弱势型领导者。当领导者的头衔高于其他成员的头衔时，从领导者的角度来看，团队的领导者和成员地位距离被定义为强势型，相应的变量为领导者类型 1。当领导者的头衔等于在线医疗团队中任何其他成员的级别时，领导者和成员地位距离属于相同类型，相应的虚拟变量为领导者类型 2。当领导者的头衔低于其他成员时，在线医疗团队的领导者和成员地位距离属于弱势型。

控制变量。控制变量包括团队和团队服务的指标，如团队规模、回复速度、起始服务量和价格。有证据表明，团队规模和起始服务量可能会影响团队状态，因此本章控制了相关变量。

2. 经验模型规格

因变量是在线医疗团队状态。处于解散状态的在线医疗团队的状态值为 1，未解散的在线医疗团队的状态值为 0。考虑到因变量是二元变量，本章使用 Logistic 回归分析检验假设。本章最终的经验模型如下，$\beta_0 \sim \beta_{15}$ 为本章估计的参数，ε 为随机误差项，p 为团队解散的概率。

$$
\begin{aligned}
\text{Logit}(p) = {} & \beta_0 + \beta_1 \text{TeamSize} + \beta_2 \text{ResponseSpeed} + \beta_3 \text{InitialServiceQuantity} + \beta_4 \text{Price} \\
& + \beta_5 \text{Separation} + \beta_6 \text{Variety} + \beta_7 \text{Disparity} + \beta_8 \text{LTypedummy1} \\
& + \beta_9 \text{LTypedummy2} + \beta_{10} \text{LTypedummy1} \times \text{Separation} + \beta_{11} \text{LTypedummy2} \\
& \times \text{Separation} + \beta_{12} \text{LTypedummy1} \times \text{Variety} + \beta_{13} \text{LTypedummy2} \times \text{Variety} \\
& + \beta_{14} \text{LTypedummy1} \times \text{Disparity} + \beta_{15} \text{LTypedummy2} \times \text{Disparity} + \varepsilon
\end{aligned}
$$

其中，TeamSize 为团队规模；ResponseSpeed 为回复速度；InitialServiceQuantity 为起始服务量；Price 为价格；Separation 为分离度多样性；Variety 为种类多样性；Disparity 为地位差异性；LTypedummy1 为哑变量 1；LTypedummy2 为哑变量 2。

10.5 结　果

本章使用 Logistic 回归以检验假设，使用最大似然估计法来估计检验结果，并且 $p < 0.05$ 被认为具有统计学意义，使用 Stata 分析数据。

10.5.1 描述性统计和相关性

表 10-2 列出了所有变量的描述性统计数据，其中包括 Pearson 相关性。在线医疗团队状态的平均值为 0.19，这表明本章研究的所有在线医疗团队中大约 20%在 3 个月内解散了。所有变量的方差膨胀系数均小于 10，因此本章可以忽略多重共线性。

10.5.2 实验结果

为了检验所提出模型的假设，本章考虑了四个模型。首先，仅在模型 1 中测

表10-2 描述性统计数据（$N=1071$）

变量	最小值	最大值	均值	标准差	方差膨胀系数	(1)	(2)	(3)	(4)	(5)	(6)	(7)	(8)	(9)
(1) 在线医疗团队状态	0	1.0	0.19	0.39										
(2) 分离度多样性	0	0.5	0.31	0.17	1.082	0.038								
(3) 种类多样性	1	21.0	1.62	1.31	1.438	0.393**	0.106**							
(4) 地位差异性	0	1.9	0.31	0.19	1.398	-0.166**	0.090**	-0.133**						
(5) 强势型领导者	0	1.0	0.59	0.49	3.468	-0.319**	-0.055	-0.321**	0.432**					
(6) 平等型领导者	0	1.0	0.32	0.47	3.294	0.153**	0.060	0.231**	-0.420**	-0.827**				
(7) 团队规模	2	24.0	4.43	2.80	1.582	0.205**	0.248**	0.492**	0.118**	-0.269**	0.246**			
(8) 回复速度	0	1.0	0.41	0.44	1.097	-0.053	0.083**	0.039	0.021	-0.042	0.060*			
(9) 起始服务量	0	636.0	12.21	32.18	1.097	-0.064*	0.034	0.019	0.101**	0.018	-0.024			
(10) 价格	9	800.0	82.23	88.32	1.020	0.041	0.106**	0.078*	0.019	-0.018	0.006			

**表示相关性在0.01水平显著；*表示相关性在0.05水平著

试了控制变量的影响。其次，分别在模型 2 和模型 3 中添加了团队多样性和领导者类型，用以检验 H10-1 和 H10-2。最后，在模型 4 建立团队多样性和领导者类型的交互关系用以检验 H10-3 和 H10-4，结果显示在表 10-3 中。由于 H10-1a 不支持，H10-1b 和 H10-1c 得到支持，因此 H10-1 为部分支持。H10-2a 和 H10-2b 都得到支持，H10-2 得到支持。H10-3 中仅 H10-3b 得到支持，H10-3 部分支持。H10-4 中仅 H10-4b 得到支持，H10-4 部分支持。另外，上面已经分析了三种领导者类型之间三种成对关系中的两种，本章在另一种模型中研究了最后一种，以检验 H10-2c 和 H10-5。该模型详细数据不再展示，仅选取部分数据加以说明。本章将虚拟变量的参考领导者类型由弱势型变为强势型，对研究进行了补充。结果发现，与强势型领导者相比，平等型领导者（$\beta = 0.612$，$p < 0.01$；Exp（B）$= 1.844$）和弱势型领导者（$\beta = 2.044$，$p < 0.01$；Exp（B）$= 7.720$）都作为一个危险因素促进团队解散。与强势型领导者相比，平等型领导者反向调节类别多样性与团队解散之间的关系（$\beta = -0.557$，$p < 0.01$；Exp（B）$= 0.573$），但是并没有显著调节态度多样性和地位多样性（$p > 0.05$）与团队解散之间的关系，H10-2c 和 H10-5b 得到支持，不支持 H10-5a 和 H10-5c。因此，结果 H10-2c 得到支持，H10-5 部分支持。

表 10-3　Logistic 回归结果（$N = 1071$）

变量	模型 1		模型 2		模型 3		模型 4	
	系数	优势比	系数	优势比	系数	优势比	系数	优势比
截距	-2.083^{***} (0.170)	0.125	-2.185^{***} (0.264)	0.113	-0.610^{*} (0.346)	0.544	1.256^{*} (0.732)	3.512
团队规模	0.182^{***} (0.027)	1.199	0.087^{**} (0.038)	1.091	0.063 (0.040)	1.065	0.062 (0.041)	1.064
回复速度	-0.248 (0.199)	0.781	-0.306 (0.217)	0.736	-0.307 (0.222)	0.736	-0.331 (0.225)	0.718
起始服务量	-0.016^{***} (0.006)	0.984	-0.013^{**} (0.006)	0.987	-0.012^{**} (0.006)	0.988	-0.013^{**} (0.006)	0.987
价格	0.000 (0.001)	1.000	0.000 (0.001)	1.000	0.000 (0.001)	1.000	0.000 (0.001)	1.000
分离度多样性			-0.035 (0.540)	0.966	-0.009 (0.561)	0.991	-2.781^{**} (1.396)	0.062
种类多样性			0.694^{***} (0.083)	2.001	0.603^{***} (0.086)	1.828	0.251^{*} (0.157)	1.285
地位差异性			-2.217^{***} (0.561)	0.109	-1.456^{**} (0.646)	0.233	-2.470^{*} (1.670)	0.085
领导者类型 1					-2.044^{***} (0.277)	0.130	-4.636^{***} (0.897)	0.010
领导者类型 2					-1.432^{***} (0.276)	0.239	-3.554^{***} (0.814)	0.029

续表

变量	模型 1		模型 2		模型 3		模型 4	
	系数	优势比	系数	优势比	系数	优势比	系数	优势比
领导者类型1× 分离度多样性							2.877* (1.661)	17.762
领导者类型2× 分离度多样性							3.715** (1.646)	41.057
领导者类型1× 种类多样性							0.861*** (0.239)	2.365
领导者类型2× 种类多样性							0.304* (0.183)	1.355
领导者类型1× 地位差异性							0.833 (1.959)	2.300
领导者类型2× 地位差异性							1.470 (1.877)	4.350
可能性	991.707		863.130		809.496		788.158	
卡方	57.023		185.601		239.234		260.573	
正确率	0.814		0.824		0.836		0.840	

注：括号中为标准误

*表示 $p < 0.1$，**表示 $p < 0.05$，***表示 $p < 0.01$

影响团队解散的因素有直接影响，也有间接影响。首先，考虑到直接影响，分离度多样性对团队解散没有显著影响，种类多样性和弱势型领导是团队解散的危险因素。地位差异性和强势/平等型领导是团队解散的保护因素。其次，考虑到调节作用，地位差异性和领导者类型之间的相互作用对团队解散没有显著影响。由于分离度多样性对团队解散没有显著影响，因此本章忽略了它与领导者类型的交互作用。因此，领导者类型仅显著影响种类多样性与团队解散之间的关系，强势/平等型领导正向调节了种类多样性对团队解散的促进作用，这表明具有强势/平等型领导的在线医疗团队应该具备更少的科室。按照相同的逻辑，具有种类多样性和弱势型领导的在线医疗团队解散的可能性较小。

10.5.3　稳健性检验

为了检验结果的稳健性，本章选择了使用总样本的一部分来消除极值的方法。本章旨在研究使用团队服务模式的在线医疗团队，因此不提供基于团队的服务的团队被排除在样本之外，本章通过忽略初始服务量为0的团队（有 78 个团队的起始服务量为零，其余 993 个团队曾经提供过基于团队的服务），依旧使用 Logistic

回归来运行模型。根据变量系数、优势比和显著性水平，表 10-4 中显示的结果与本章的主要结果一致。

表 10-4　稳健性检验结果（$N = 993$）

变量	模型 1		模型 2		模型 3		模型 4	
	系数	优势比	系数	优势比	系数	优势比	系数	优势比
截距	−1.837*** (0.174)	0.159	−1.809*** (0.271)	0.164	−0.305 (0.354)	0.737	1.463* (0.746)	4.320
团队规模	0.174*** (0.027)	1.190	0.080* (0.038)	1.083	0.059* (0.040)	1.061	0.059 (0.041)	1.061
回复速度	−0.423 (0.200)	0.655	−0.488* (0.218)	0.614	−0.480* (0.224)	0.619	−0.494* (0.226)	0.610
起始服务量	−0.018*** (0.006)	0.982	−0.015** (0.007)	0.985	−0.014** (0.007)	0.986	−0.015* (0.006)	0.986
价格	0.000 (0.001)	1.000	0.000 (0.001)	1.000	0.000 (0.001)	1.000	0.000 (0.001)	1.000
分离度多样性			−0.534 (0.560)	0.586	−0.476 (0.584)	0.622	−2.691* (1.412)	0.068
种类多样性			0.699*** (0.084)	2.012	0.610*** (0.088)	1.841	0.255* (0.159)	1.291
地位差异性			−2.182*** (0.566)	0.113	−1.475* (0.651)	0.229	−2.764* (1.696)	0.063
领导者类型 1					−1.986*** (0.281)	0.137	−4.500*** (0.906)	0.011
领导者类型 2					−1.389*** (0.281)	0.249	−3.361*** (0.828)	0.035
领导者类型 1× 分离度多样性							2.259 (1.695)	9.578
领导者类型 2× 分离度多样性							2.294* (1.682)	19.096
领导者类型 1× 种类多样性							0.871*** (0.244)	2.388
领导者类型 2× 种类多样性							0.299* (0.186)	1.349
领导者类型 1× 地位差异性							1.182 (1.972)	3.260
领导者类型 2× 地位差异性							1.829 (1.910)	6.226
可能性	954.948		828.051		778.263		759.367	
卡方	59.027		185.924		235.712		254.608	
正确率	0.819		0.819		0.834		0.835	

注：括号中为标准误

*表示 $p < 0.1$，**表示 $p < 0.05$，***表示 $p < 0.01$

　　本章还更改了团队多样性的指标以测试结果的稳健性。第一，由于不同部门的医生可能擅长同一医学领域，因此本章进一步计算了他们擅长的领域之间的差异，并在测量类别多样性的同时加以考虑。第二，考虑到医院的层次、服务水平和团队内不同成员的水平差异可能与地位多样性相关。为了探索其潜在机制，本章综合医院差异（即成员所属医院的级别的标准差）和职称差异来更全面地代表地位差异性，并进一步考察了地位差异性对在线医疗团队状态的影响，而不仅仅控制医院的层次和团队内部不同医院之间的级别差异。第三，本章还控制了领导者的受欢迎程度（即推荐指数），表 10-5 中显示结果是可靠的。

表 10-5　稳健性检验结果（ $N=1071$ ）

变量	模型 1		模型 2		模型 3		模型 4	
	系数	优势比	系数	优势比	系数	优势比	系数	优势比
截距	−0.068 （0.968）	0.934	0.455 （1.030）	1.576	2.764** （1.114）	15.866	0.885 （1.071）	2.423
团队规模	0.183*** （0.027）	1.200	0.170*** （0.032）	1.185	0.130*** （0.034）	1.139	0.131*** （0.034）	1.140
回复速度	−0.163 （0.203）	0.849	−0.179 （0.206）	0.836	−0.185 （0.218）	0.831	−0.209 （0.215）	0.811
起始服务量	−0.013** （0.006）	0.987	−0.012* （0.006）	0.988	−0.010* （0.006）	0.990	−0.011* （0.006）	0.989
价格	0.001 （0.001）	1.001	0.001 （0.001）	1.001	0.001 （0.001）	1.001	0.001 （0.001）	1.001
推荐指数	−0.519** （0.247）	0.595	−0.627** （0.256）	0.534	−0.729*** （0.268）	0.482	−0.672** （0.267）	0.510
分离度多样性			−0.103 （0.515）	0.902	0.016 （0.547）	1.017	3.782*** （0.830）	43.904
种类多样性			0.134** （0.063）	1.144	0.061 （0.066）	1.063	−0.116 （0.129）	0.891
地位差异性			−0.188*** （0.068）	0.829	−0.068 （0.069）	0.934	−0.440** （0.207）	0.644
领导者类型 1					−2.548*** （0.264）	0.078		
领导者类型 2					−1.428*** （0.255）	0.240		
领导者类型 1× 分离度多样性							−5.887*** （0.805）	0.003
领导者类型 2× 分离度多样性							−2.925*** （0.785）	0.054
领导者类型 1× 种类多样性							0.326** （0.166）	1.385

续表

变量	模型 1		模型 2		模型 3		模型 4	
	系数	优势比	系数	优势比	系数	优势比	系数	优势比
领导者类型 2×种类多样性							0.202* (0.147)	1.223
领导者类型 1×地位差异性							0.207 (0.241)	1.230
领导者类型 2×地位差异性							0.498** (0.223)	1.646
可能性	987.204		972.008		871.250		896.705	
卡方	61.527		76.722		177.480		152.026	
Cox & Snell 广义决定系数（Nagelkerke 广义决定系数）	0.056 (0.089)		0.069 (0.111)		0.153 (0.245)		0.132 (0.212)	
正确率	0.813		0.811		0.824		0.824	

*表示 $p<0.1$，**表示 $p<0.05$，***表示 $p<0.01$

10.6　讨论与展望

10.6.1　讨论

本章通过突出团队多样性、领导者类型及其成对组合来揭示在线医疗团队状态的微观基础（即是否解散）。第一，在线医疗团队应该控制团队规模和涵盖科室数量。第二，具有不同临床职称的成员有利于团队稳定。第三，根据调节效应，领导者类型和团队多样性的成对组合可以避免团队解散。具体来说，团队创始人应与强势型或平等型的领导者建立在线医疗团队，同时控制成员所属科室的数量。相反，弱势型领导者应与不同部门成对结合。关于这些组合的潜在机制，强势/平等型领导者匹配的部门较少，主要是因为规范性影响对团队稳定性起主要作用。然而，弱势型领导者的规范性影响较弱，医生倾向于从他人而不是从弱势型领导者那里获取信息作为诊断证据，即其他成员的信息影响力占主导地位。简而言之，在建立或调整在线医疗团队以避免团队解散时，应向平台和团队领导强调以上几点。

本章还发现，分离度多样性不会显著影响在线医疗团队状态，H10-1a 不被支持的原因可能是与面对面的交流相比，在线环境不允许成员轻易感知他人的态度。此外，领导者类型不能显著调节地位差异性和在线医疗团队状态之间的关系，主要是因为在线渠道可能会改变个人感知的组织状态和权力的程度或方向。因此，一旦潜在机制改变，可能的影响和后果将有所不同。

本章也有一定的局限性。第一，尽管指标回复速度通常可以反映医生对在线医疗服务的态度，但进一步的研究可以通过调查来衡量医生的实际态度，可能会更准确。第二，如果仅在本章的观察期之前组建在线医疗团队，则有可能在这段时期之后解散，因此很难说这个团队是稳定的。进一步的研究需要控制更多的变量，如每个团队的建立时间。虽然网站上没有相关数据，但是本章模型中的起始服务量可能会控制部分变量。第三，本章使用横截面设计来研究团队结构和团队解散之间的关系，之后可以利用科学的面板数据进行深入研究，以确认因果关系。第四，本章从成员多样性的角度研究团队状态，重点是自下而上的效应，未来的扩展可能会强调自上而下的效应，以探索在线医疗团队对成员的影响。

10.6.2　本章小结

本章对以下理论做出了贡献。首先，本章是独特的，因为它从相反的角度（团队解散）对实际的在线医疗团队进行了实证研究，从而扩大了与团队相关的文献的范围。其次，本章采用的团队多样性和领导者类型的视角为在线医疗团队解散的潜在机制及其研究分类提供了见解，使研究人员和从业者对在线医疗团队有了更好的了解。最后，本章验证了一些影响机制的普遍性，如社会规范和社会补偿，将其应用范围从组织行为扩展到了在线医疗服务研究，并丰富了在线医疗社区研究的理论基础。

在实践中，团队结构的重要性已得到强调，本章可以为团队领导者和平台提供有关在线医疗社区中在线医疗团队设计方面的建议，如团队的建立、调整和发展。首先，应控制成员和成员所属科室的数量，并应通过吸引具有不同临床职称的成员来促进团队多样性。其次，创始人应尝试创建具备强势/平等型领导者的团队。最后，领导者类型和团队多样性的成对组合可以保护在线医疗团队以避免解散。这些发现对医疗保健提供者和管理员有积极作用，可以帮助他们维护在线医疗团队的稳定性。

本章参考文献

Ali N，Tretiakov A，Whiddett D，et al. 2017. Knowledge management systems success in healthcare: leadership matters[J]. International Journal of Medical Informatics，97: 331-340.

Anderson C，John O P，Keltner D，et al. 2001. Who attains social status? Effects of personality and physical attractiveness in social groups[J]. Journal of Personality and Social Psychology，81（1）: 116-132.

Bartunek J M，Huang Z，Walsh I J. 2008. The development of a process model of collective turnover[J]. Human Relations，61（1）: 5-38.

Daniel S，Agarwal R，Stewart K J. 2013. The effects of diversity in global，distributed collectives: a study of open source project success[J]. Information Systems Research，24（2）: 312-333.

Deng Z H，Liu S，Hinz O. 2015. The health information seeking and usage behavior intention of Chinese consumers through mobile phones[J]. Information Technology & People，28（2）：405-423.

Elster J. 1989. Social norms and economic theory[J]. Journal of Economic Perspectives，3（4）：99-117.

Gennari J H，Weng C H，Benedetti J，et al. 2005. Asynchronous communication among clinical researchers：a study for systems design[J]. International Journal of Medical Informatics，74（10）：797-807.

Gilson L L，Maynard M T，Young N C J，et al. 2015. Virtual teams research：10 years，10 themes，and 10 opportunities[J]. Journal of Management，41（5）：1313-1337.

Goleman D. 2000. Leadership that gets results[J/OL]. Harvard Business Review. [2022-03-10]http://harvardbusinessonline. hbsp.harvard.edu;$urlparam$knrxe2ulyrir52niwjyh5sf/?referral=7855.

Griffith T L，Sawyer J E，Neale M A. 2003. Virtualness and knowledge in teams：managing the love triangle of organizations，individuals，and information technology[J]. MIS Quarterly，27（2）：265-287.

Groves K S，Feyerherm A E. 2011. Leader cultural intelligence in context：testing the moderating effects of team cultural diversity on leader and team performance[J]. Group & Organization Management，36（5）：535-566.

Groysberg B，Polzer J T，Elfenbein H A. 2011. Too many cooks spoil the broth：how high-status individuals decrease group effectiveness[J]. Organization Science，22（3）：722-737.

Guinea A O，Webster J，Staples D S. 2012. A meta-analysis of the consequences of virtualness on team functioning[J]. Information & Management，49（6）：301-308.

Guzmán J G，Ramos J S，Seco A A，et al. 2010. How to get mature global virtual teams：a framework to improve team process management in distributed software teams[J]. Software Quality Journal，18（4）：409-435.

Harrison D A，Klein K J. 2007. What's the difference? Diversity constructs as separation，variety，or disparity in organizations[J]. Academy of Management Review，32（4）：1199-1228.

Jayanti R K，Singh J. 2010. Pragmatic learning theory：an inquiry-action framework for distributed consumer learning in online communities[J]. Journal of Consumer Research，36（6）：1058-1081.

Jehn K A，Northcraft G B，Neale M A. 1999. Why differences make a difference：a field study of diversity，conflict，and performance in workgroups[J]. Administrative Science Quarterly，44（4）：741-763.

Kerr N L，Bruun S E. 1983. Dispensability of member effort and group motivation losses：free-rider effects[J]. Journal of Personality and Social Psychology，44（1）：78-94.

Kirkman B L，Chen G，Farh J-L，et al. 2009. Individual power distance orientation and follower reactions to transformational leaders：a cross-level，cross-cultural examination[J]. The Academy of Management Journal，52（4）：744-764.

Kuziemsky C E，Borycki E M，Purkis M E，et al. 2009. An interdisciplinary team communication framework and its application to healthcar 'e-teams' systems design[J]. BMC Medical Informatics and Decision Making，9：43.

Li J Y，Wu H，Deng Z H，et al. 2019. How professional capital and team heterogeneity affect the demands of online team-based medical service[J]. BMC Medical Informatics and Decision Making，19：119.

Lin W P，Wang L，Chen S T. 2013. Abusive supervision and employee well-being：the moderating effect of power distance orientation[J]. Applied Psychology，62（2）：308-329.

Lonner W，Berry J，Hofstede G. 1980. Culture's Consequences：International Differences in Work-Related Values[M]. London：Beverly Hills.

Milgram S. 1965. Some conditions of obedience and disobedience[J]. Human Relations，18（1）：57-76.

Nijstad B A. 2009. Group Performance[M]. New York：Psychology Press.

Overbeck J R，Correll J，Park B. 2005. Internal status sorting in groups：the problem of too many stars[J]. Research on Managing Groups and Teams，7：169-199.

Perry S K B，Rench T，Kozlowski S W J. 2014. Performance adaptation a theoretical integration and review[J]. Journal of Management，40（1）：48-99.

Powell A，Piccoli G，Ives B. 2004. Virtual teams：a review of current literature and directions for future research[J]. ACM SIGMIS Database：the DATABASE for Advances in Information Systems，35（1）：6-36.

Sparrowe R T，Liden R C. 2005. Two routes to influence：integrating leader-member exchange and social network perspectives[J]. Administrative Science Quarterly，50（4）：505-535.

Williams K D，Karau S J. 1991. Social loafing and social compensation：the effects of expectations of co-worker performance[J]. Journal of Personality and Social Psychology，61（4）：570-581.

Wu H，Deng Z H. 2019. Knowledge collaboration among physicians in online health communities：a transactive memory perspective[J]. International Journal of Information Management，49：13-33.